国立病院機構福岡病院の

食物アレルギー教室

医学博士
柴田瑠美子

講談社

はじめに

食物アレルギーは日本では乳児（0歳児）の10人に1人、幼児（1～6歳未満）の約20人に1人にみられ、世界的に最も増加しているアレルギー疾患です。食物アレルギーはアナフィラキシーショックなど重症の誘発症状を起こすこともあります。そのため食物アレルギーのお子さんを持つお母さんの中には、日常生活、集団生活での食事にどのように対応していくべきか、不安を感じておられる方が多いと思います。とくに乳幼児の食物アレルギーの原因となる食品は、鶏卵、牛乳、小麦、魚など栄養価の高い食品が多く、除去食（アレルゲンを除去した食事）、代替食品の選択、メニューに苦慮されることも少なくないと思います。

１９９０年ごろから、外来を受診される乳幼児のアトピー性皮膚炎の患者さんが、食物アレルギーを有しているケースが大変多くなりました。乳児のアトピー性皮膚炎では、鶏卵、牛乳、小麦といった食物アレルゲンが陽性を示す場合が多く、どのように対応すべきか心配されているお母さん方がたくさんいらっしゃいました。母乳を介したお子さんへの影響を心配して、お母さん自身が厳格な除去食を行っている場合や、離乳食を開始することに不安を抱いて、離乳食がスタートできていないケースも少なくありませんでした。最近はほとんどみられなくなりましたが、当時は、アトピー性皮膚炎のスキンケアや外用薬治療が十分されていない乳児の中には、体重増加がみられず栄養状態が悪く、入院による皮膚炎の治療と離乳食開始指導を必要としているケースもありました。

　そこで国立病院機構福岡病院小児科では、お母さん、ときにはお父さんにも参加していただいて、食物アレルギーを正しく理解し、適切な除去食を楽しく作るための「食物アレルギー教室」を25年間にわたって開催してきました。限られた診察時間では十分に指導することが難しかったためです。

　食物アレルギーでは初期対応が重要です。食物アレルギーと診断されたら、正しい知識と理解のもと、お子さんの食物アレルギーを把握し、ご家族全員で向き合うことが大切です。

本書では、当院での食物アレルギー診療、食物アレルギー教室の経験をもとに、日本小児アレルギー学会が発行する『食物アレルギー診療ガイドライン２０１２』に沿って、食物アレルギーをやさしく解説しています。食物アレルギーのタイプ、アレルゲン食物（アレルギーの原因となる食物）の特徴、診断方法、治療（アナフィラキシー対応、除去食、代替食の進め方）、日常生活での注意点など、知っていただきたいポイントと長年の臨床で培ったノウハウをまとめています。

この本が、安全に食物アレルギーを乗り切ることができるよう役立つことを願っています。

食物アレルギーと診断されたら、どう向き合う？

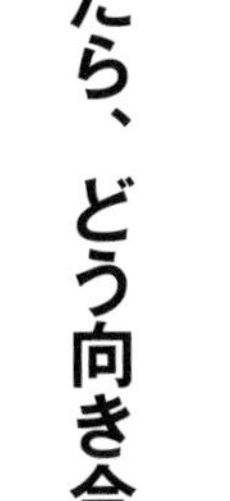

1　初期対応が肝心！　まずは正しい知識を身につける

食物アレルギーは初期対応がとても重要です。重症化させないためにも、早く食べられるようになるためにも、「どんなしくみで起きるのか」「なぜ起きるのか」「どんな特徴があるのか」正しい知識を身につけましょう。食物アレルギーを正しく理解すれば、対処方法が見えてきます。

まず、お子さんの食物アレルギーがどのタイプで、どういったことに気をつけなければならないのかを把握します。食物アレルギーと向き合うためには、食物アレルギーをよく理解し、食物に対する知識を得ることが大切なのです。

2　自己判断は禁物

食物アレルギーの治療の基本は原因食物の除去（アレルゲン除去）です。日本小児アレルギー学会では「正しい原因アレルゲンの診断に基づいた必要最小限の除去食」を提唱し、不適切な除去による栄養面での弊害を問題としています。アレルゲン除去食の自己判断は禁物です。

最近は、食物アレルギーの発症のメカニズムに関して研究が進み、食物アレルギーを治すためにはアレルゲン食物の除去よりもできるだけ食べていくことが必要であるとされています。ただし、アレルゲン食物の摂取で重症のアナフィラキシーが誘発されることもありますので、食事指導をしっかり受けましょう。

3 焦らずじっくりと

乳幼児の食物アレルギーは成長とともにほとんどが治ります。日々の対応にストレスを感じ、「このまま治らないのでは」と不安に思うこともあるかもしれませんが、焦らずじっくりと向き合って、乗り切ってください。

食物アレルギーは、いくつかのタイプがあります。たとえば、新生児から乳児にみられる「新生児・乳児消化管アレルギー」は、消化管の未発達によって起こる食物アレルギーで牛乳（ミルク）によるものが多く、治療用のアレルギー用ミルクに替えることで症状が治まります。また乳児期〜幼児期早期に発症する、鶏卵・牛乳・小麦・大豆などのアレルギーは、成長にともない自然に食べられるようになる（耐性化）ことが多く、小児期までに約8〜9割で除去食の解除が進むとされています。

治り方には個人差がありますので、毎日の食生活を安全に送りながら医師の指導のもと耐性化を待ちましょう。

4　頑張りすぎないで、無理なく

食物アレルギーは「食べる」という、人間が生きていくうえで必要不可欠な営みと直結しています。ですから、お母さんはじめご家族には言葉では表せない大変な苦労があると思います。中には自分自身を責めて、精神的に負担を感じられているお母さんも少なくありません。頑張りすぎは禁物です。

しかし、現実問題として日常の生活でお子さんの成長を考えた栄養と食事にどのように対応していくか、除去食作りに負担を感じられるお母さんも多いと思います。本書では除去食作りの基本的な考え方やポイントをやさしく解説しています。当院ならではのノウハウも紹介しています。最近では食物アレルギー対応の食品の種類も増えてきましたので、状況に応じて活用してください。食物アレルギーを通して食生活を見直し、素材を考えて調理することを楽しみ、季節の自然の食材を使った食事を、ぜひご家族で味わってほしいと思います。

5　自信を持って子育てを

一人で悩まず、信頼できる先生や同じ悩みを持つママ友を見つけていろいろ相談してみてください。食物アレルギー児にとって、お母さんは余人をもって代え難い最強の味方です。お子さんのつらい症状や大好物、苦手な食材を知っている最大の理解者なのです。

「食物アレルギー教室」では多くのご家族をサポートしてきました。授業の後半、毎回当院で提案する除去食を試食していただくのですが、お子さんも、お母さんもお父さんも、とびっきりの笑顔を見せておられます。皮肉なことですが、食物アレルギーになったからこそ、家族全員で同じものを食べられる喜びはひとしおなのです。

「食物アレルギーと向き合う」という姿勢そのものがお子さんへの愛情の証です。ぜひ自信を持って子育てしてください。

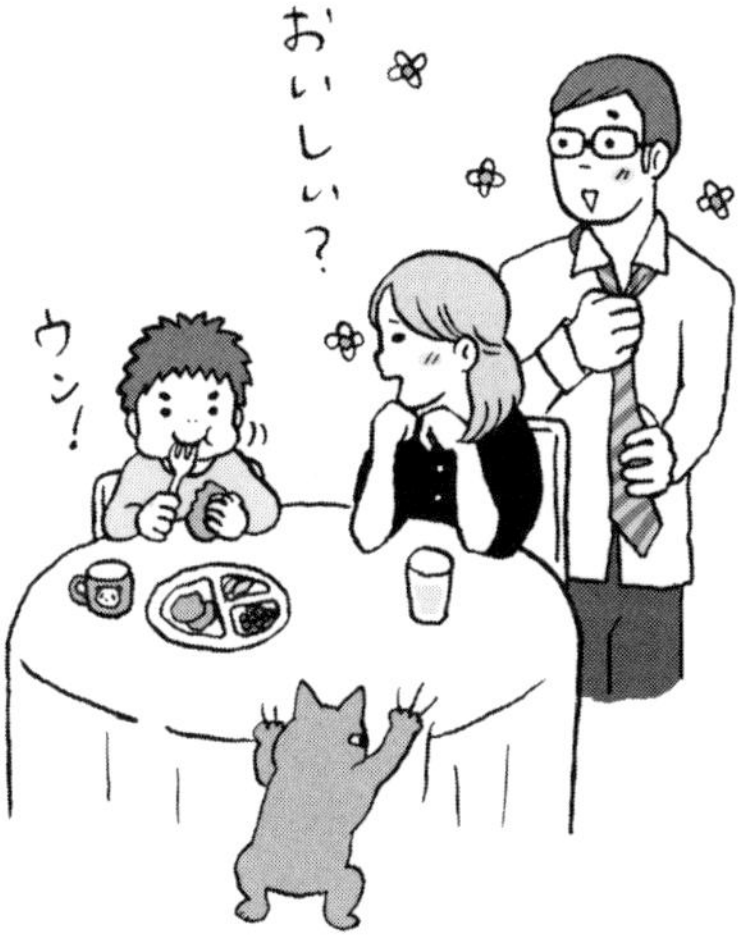

目次

食物アレルギー教室

編集協力／女川詩彩（株式会社詩）

食物アレルギー教室

1日目 食物アレルギーを正しく理解する

世界中で増えている食物アレルギー

世界的に食物アレルギーが増えています。中でもアレルギー症状がほぼ同時に全身の臓器に現れ、最悪の場合、死に至ることもあるアナフィラキシーの増加が大きな問題になっています。

我が国の食物アレルギーの発症割合は、乳幼児（生後〜6歳未満）で5〜10％、学童（6〜12歳）で2・6％、成人で1％とされています（『食物アレルギー診療ガイドライン2012』より）。しかし、最近の学童の調査では食物アレルギーが2・6％↓4・5％、アナフィラキシーが0・14％↓0・5％に増加していることが報告されています（平成25年度文部科学省調査）。

とくに目立つのは小児での増加です。厚生労働省の全国調査では、原因となる食物を食べてから短時間で発症する即時型症状（40ページ参照）で受診した症例の90％は小児で、そのうち乳幼児が80％を占めています。

1 ● 食物アレルギーってなに？

食物アレルギーは、ある特定の食物たんぱくに過剰な免疫反応を起こすようになった状態です。

私たちの体には「自己（自分）」と「非自己（自分でないもの）」を識別して、非自己に対しては攻撃・排除して、外敵の侵入を防ぐ「免疫」システムが備わっています。これは本来私たちの体を守るためのしくみです。

しかし、食物アレルギーをはじめ、花粉症や気管支喘息《ぜんそく》といったアレルギーでは、人体を守るはずのこの免疫システムが過剰に反応して、さまざまな症状を引き起こし、悪い影響を及ぼしています。たとえば花粉症は、体に入っても問題のない花粉（非自己）に過剰に反応して、くしゃみや鼻水で花粉を排除しようとする免疫による体の反応なのです。食物アレルギーは、本来栄養となるはずの食物たんぱくが体に入ってくると、異物とみなして過剰にアレルギー症状を起こす状態です。

2 ● 食物アレルギーはどうして増えているの？

食生活を中心とする環境の変化が大きな原因です

日本人1人が1年間に消費するおもな食品について、農林水産省から統計が出されています。戦後から昭和、平成にかけて最も消費が増加しているのが牛乳・乳製品です。小麦も増加しています。魚介類はえびなどを中心に増加、また肉類・油脂類も増加しています。消費が多いということは生活環境にこれらの食材が多いことでもあります。また加工食品やインスタント食品などに多くの食材が使用され、アレルゲン食物を口にする機会も多くなっています。こうした日常食生活の変化が、最近の食物アレルギー増加に関係しているとされています。

皮膚や気道からもアレルゲン食物が取り込まれます

アレルギーの増加と関係のある環境の変化は、食生活に限りません。自然志向からスキンケア外用剤の原料に小麦や植物性油脂（ピーナッツ、ナッツ類、ごま）、大豆や豆乳などのアレルゲン食物（アレルギーの原因となる食物）が利用される傾向にあります。最新の研究で、皮膚や気道からもアレルゲン食物が取り込まれアレルギーが引き起こされることがわかってきました。記憶に新しい事例として、洗顔石鹸に含まれていた加水分解コムギという小麦由来の成分が、経皮粘膜的に体内に取り込まれ、その後、小麦アレルギーを発症してしまう例が社会問題となりました。

このように環境中にアレルゲン食物が増えることで知らず知らずのうちに、アレルゲン感作《かんさ》（31ページ参照）が成立してしまっていることが多くあります。とくに皮膚のバリア機能が低下している乳児のアトピー性皮膚炎は注意が必要です。

過度に衛生的な環境も一因に

近年、お母さんたちの衛生に対する意識が高まっています。ドラッグストアに陳列されている商品を見ても、除菌を謳《うた》っている商品が数多く並んでいます。しかし、最近の研究で、過度に衛生的な環境はアレルギーに傾きやすい体を作っていることがわかっています。

たとえば、家畜のいる農家などで育てられた乳幼児にはアレルギーが少ないとされています。また、兄弟姉妹が多い場合にもアレルギー児が少ないことがわかっています。これらの事実は、過度に衛生的な環境よりも、適度な細菌刺激のある環境のほうが免疫力がつき、アレルギーになりにくいことを示しています。

私たちの体には、外界の病原体などから自らを守るための免疫機能が発達しています。とくに細菌の侵入に対応する免疫は、適度な細菌刺激でその機能が維持されています。ところが、抗生剤の多用やあまりに清潔な環境によって感染刺激に対する機能が必要とされなくなると、逆にアレルギーを引き起こしやすくなるのです。

このように、過度に衛生的な環境が食物アレルギーを引き起こすという仮説を「衛生仮説」といい、注目されています。

腸内細菌の異常とアレルギーの関係

それでは、食生活を中心とする環境の変化や現代の抗生剤の多用が、なぜアレルギーの増加につながるのでしょうか。最近の研究で、腸内細菌との関係が指摘されています。

　腸内細菌は私たちの体に約１００兆個も生息しており、腸内細菌叢《ちょうないさいきんそう》（多種多様な腸内細菌の集まり）を作って消化管の環境をバランスよく保っています。乳児期の腸内細菌は、出生後、急激に変化し、出生数日からビフィズス菌がもっとも多くなり、幼児期を通じて腸内の環境をよい状態に維持しています。

　これに対し、乳児期にビフィズス菌が少ないとアレルギーを発症しやすいことが報告されています。また、アトピー性皮膚炎が重症であるほど、このビフィズス菌が少ない傾向があります。このようにビフィズス菌が少なくなってしまう原因として、食生活を中心とする環境の変化や現代の抗生剤の多用との関係が疑われているのです。

　欧州では、善玉菌である乳酸菌やビフィズス菌（プロバイオティクス）を摂取したり、あるいはビフィズス菌のエサとなるオリゴ糖（プレバイオティクス）を摂取して腸内細菌を正常化させることで、アレルギーを予防したり、症状を軽減する試みも行われているところです。

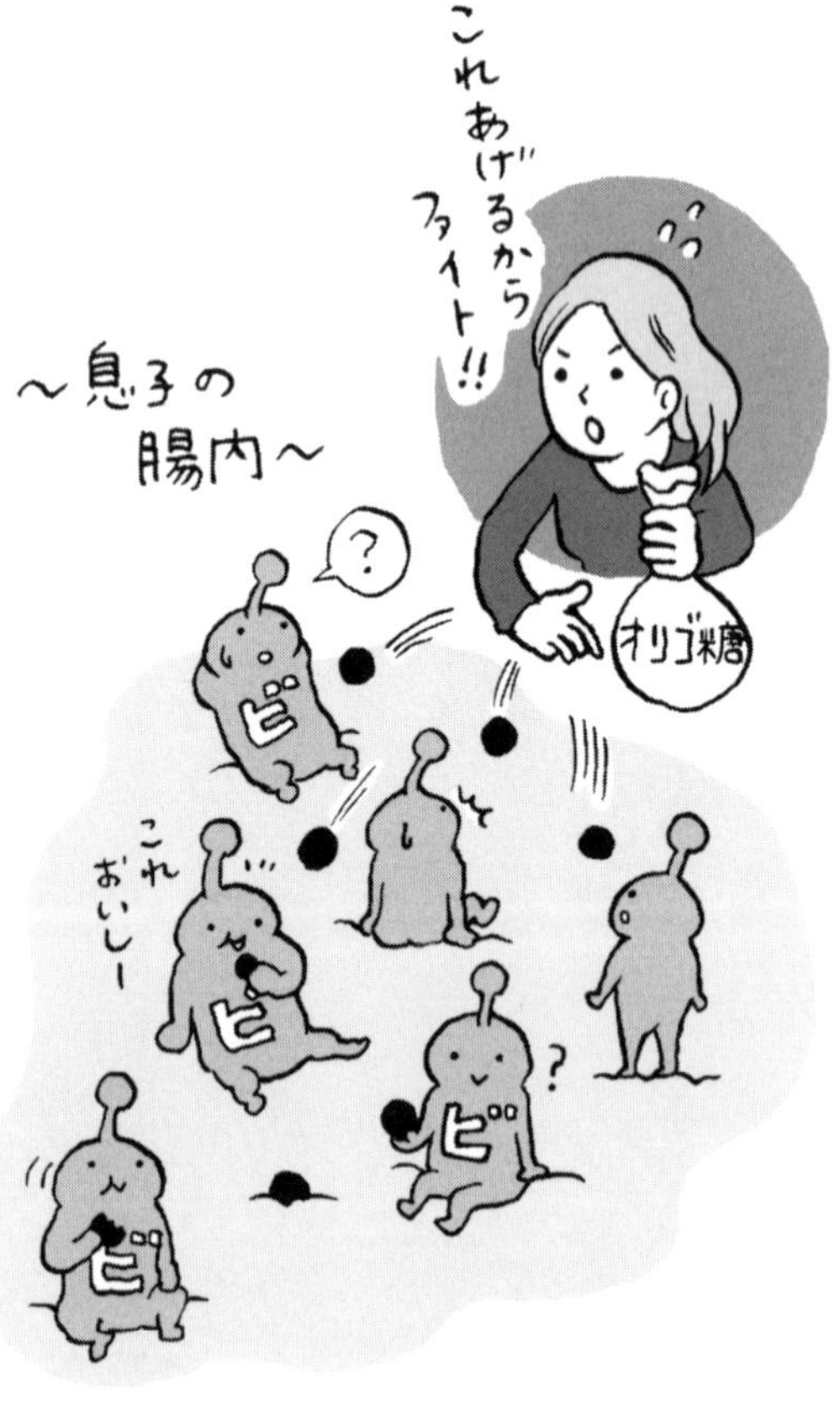
これあげるからファイト!!
〜息子の腸内〜
?
オリゴ糖
ビ
これおいしー
ビ
?
ビ
ビ

3 ● 食物アレルギーってどうして起こるの？

食べ物に対して免疫反応が起こってしまう

食物アレルギーについて説明する前に、免疫反応について簡単に説明します。なぜなら、食物アレルギーなどのアレルギー疾患は、免疫反応が過剰に働いて発生するものだからです。

私たちの体には、異物（非自己）を攻撃して私たちの体を守る機能があります。これを免疫反応といいます。体内に異物（抗原）が侵入すると、血液中の免疫細胞（リンパ球）が刺激を受けてB細胞から抗体が産生されます。この抗体のおかげで異物が排除され、人体は守られるのです。最初の異物（抗原）を認識した際に、刺激を受けたB細胞の一部が分裂して温存され、免疫記憶細胞というものになります。再び同じ異物（抗原）が体内に入ってきた場合には、この免疫記憶細胞が短期間に大量の抗体を産生するようになり（二次免疫反応）、人体が守られます。なお、これは体液性免疫と呼ばれるものであり、これ以外に細胞性免疫と呼ばれるものもありますが、その点については後で説明します。

ＩｇＥ抗体ってなに？　アレルゲン食物との関係

このように免疫反応は本来、私たちの人体を守る機能を果たしていますが、食物アレルギーは、食物のたんぱく質に免疫反応を起こすようになった状態なのです。免疫反応に関わる抗体（免疫グロブリン、Ｉｇ）の一種に免疫グロブリンＥ抗体（ＩｇＥ抗体）があります。食物アレルギーは血液中にＩｇＥ抗体が作られることから始まります。ＩｇＥ抗体は、アレルギーを起こしやすい体質（アトピー素因）を背景に、食物たんぱくの一部（たとえば、牛乳たんぱくの分解物ペプチド）が体内に入ることにより産生されます。ＩｇＥ抗体を作りやすい食物たんぱくを食物アレルゲンといいます。

また、このＩｇＥ抗体は、それぞれの食物たんぱくにのみ（ペプチドならペプチドにだけ）反応します。これを食物特異的ＩｇＥ抗体（以下、特異的ＩｇＥ抗体）といいます。この特異的ＩｇＥ抗体を血液中に持つようになった場合を「感作されている」といいます。

食物アレルギー症状はどのように起こるの？

血液中に産生されたIgE抗体は、体を外界から守る皮膚や粘膜（口、消化管、鼻、気道、目など）の組織のすぐ下に集まっている肥満細胞の周囲にくっついた状態が最も安定しています。

食物アレルゲンが体内に取り込まれると肥満細胞の上でアレルゲンとIgE抗体が結合し、肥満細胞内から化学伝達物質であるヒスタミンなどを細胞外に放出します。ヒスタミンは、周囲の血管を刺激して拡張させ、血液の成分を組織にもれやすくします。その結果、蕁麻疹《じんましん》や目の周囲や口の腫《は》れなど、私たちにとって好ましくないアレルギー反応が引き起こされます。また、分泌細胞を刺激して、分泌物を増やし、周辺の平滑筋（気管支や腸）を激しく収縮させるため、咳き込み、喘鳴《ぜんめい》（ゼーゼーする）や激しい腹痛、嘔吐《おうと》、下痢などが起こります（図1）。

これらの急激なアレルギー症状を即時型症状といい、高度に症状が広がった場合

図1　即時型食物アレルギーのしくみ

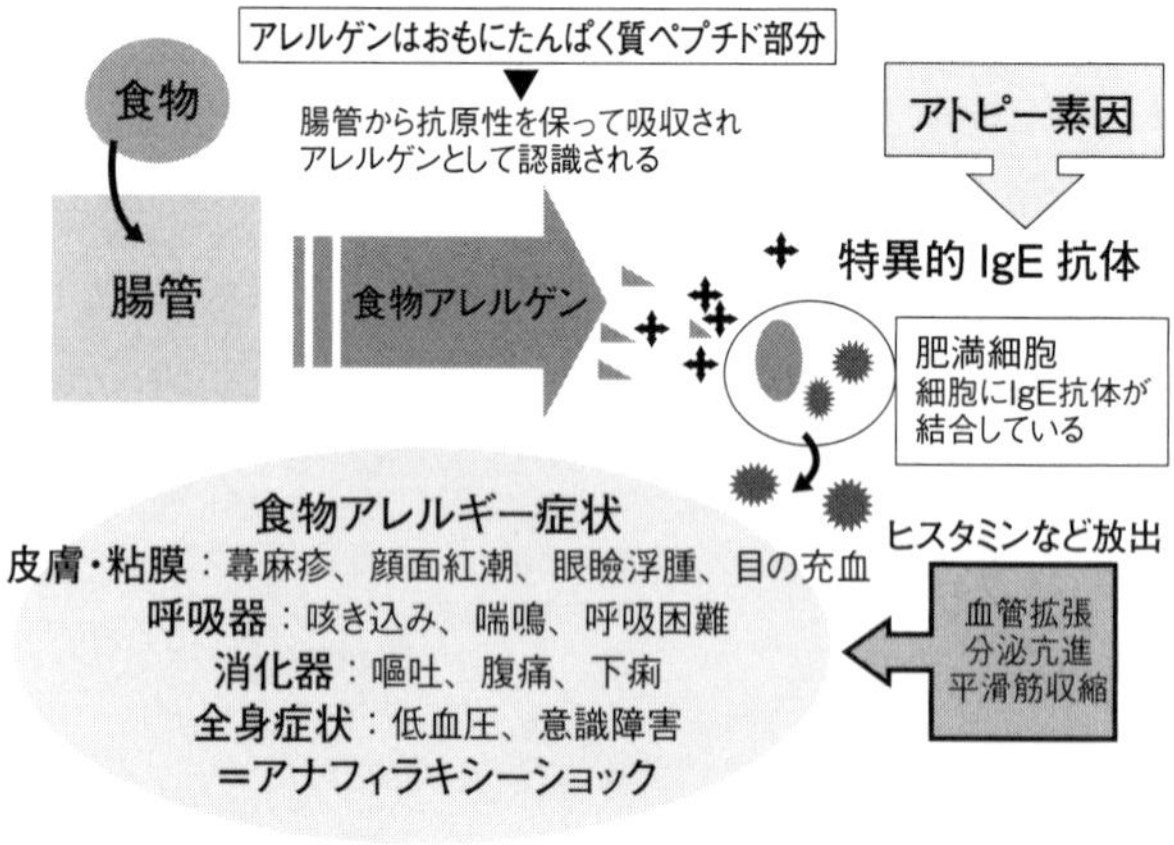

をアナフィラキシーといいます。アナフィラキシーはひどくなると血圧が低下し、ぐったりする、意識がぼーっとなるなど全身症状を起こし、ショックに発展することがあります。

「アトピー素因」がある人は要注意

ＩｇＥ抗体を作りやすい（アレルギーを起こしやすい）体質を、「アトピー素因」といいます。アトピーとは気管支喘息、アレルギー性鼻炎、花粉症、アトピー性皮膚炎などを生じやすい傾向を持つ状態のことです。アトピー素因はＩｇＥ抗体を作りやすい体質であるため、アトピー素因を持っている人は食物アレルギーにもなりやすい傾向があります。

アトピー素因はある程度遺伝するといわれています。両親またはどちらかがアトピー性皮膚炎や気管支喘息の場合に、子どもはアトピー性皮膚炎や気管支喘息になる確率が高いといわれています。しかし両親がアトピー素因を持っていなくても子どもが発症する場合がありますし、アトピー素因を持っていても必ず発症するわけでもありません。

アトピー性皮膚炎や食物アレルギーなどのアレルギー疾患の発病には、遺伝だけでなく生活環境も関係しています。

IgE抗体が作られる「経口」と「経皮」感作のプロセス

食物アレルギーは、血液中にIgE抗体が作られることから始まります。これを感作といいます。私たちの体は口から食べ物を取り込んで、腸の粘膜を通して栄養として吸収します。食べ物が私たちの体にとって異物でありながら排除されないのは、腸管にもともと備わった「免疫寛容」というシステムのおかげだと考えられています。食物アレルギーは、腸管のその免疫寛容が機能せず、本来栄養となる食物たんぱくに対して過剰に反応してしまう疾患です。口から取り入れた食物によってIgE抗体が作られることを「経口感作」といいます。

しかし現在は、皮膚や気道からも食物たんぱくの一部が入ってくることが明らかになっています。これを「経皮感作」や「経気道感作」といいます。皮膚からの食物感作はIgE抗体をより作りやすくする傾向があります。とくに湿疹などで皮膚のバリア機能が低下している乳児では、皮膚に食物アレルゲンが接触して感作が起こり、食物アレルギーを発症することが指摘されています。このように皮膚を経由した場合であっても、一度感作が成立してしまえば、アレルゲン食物を食べると食物アレルギーの症状が起こることになります。

最近、ピーナッツアレルギーの発症と食生活環境中のピーナッツ量（家庭での購入量）を検討した報告がありました。ピーナッツアレルギーの発症は必ずしも母・子のピーナッツの「摂取量」とは関連せず、ピーナッツバターの「購入量」と最も関連しているとしています。すなわち、アレルゲン食物を食べていなくとも、生活環境に食物アレルゲンが多くあることで、皮膚や気道から体内に取り込まれ、食物アレルギーを発症させているのです。

2つの免疫反応「体液性免疫」と「細胞性免疫」

ここまで説明してきた免疫反応は、「体液性免疫」と呼ばれる免疫反応です。免疫反応にはもう一つ、「細胞性免疫」というものもあります。細胞性免疫とは、免疫細胞自体の働きにより異物を排除する免疫反応のことです。後で述べる新生児・乳児消化管アレルギー（46〜47ページ参照）、アトピー性皮膚炎の湿疹などはこの細胞性免疫と関係していると考えられています。

1日目のまとめ

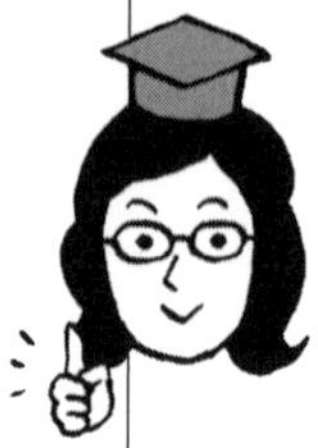

- 食物アレルギーは、人間の体に備わった免疫の過剰反応です。
- 食生活や環境の変化が、食物アレルギーの増加と関係していると考えられています。
- 両親または親のどちらかにアレルギー疾患がある場合、子どもは食物アレルギーになりやすい傾向があります。
- 乳幼児の食物アレルギーの発症は、口から食べて腸で食物たんぱくを吸収する際にＩｇＥ抗体が作られる「経口感作」と、皮膚や気道から体の中に取り込まれてＩｇＥ抗体が作られる「経皮感作」「経気道感作」のおもに3つのルートがあります。

アレルギーのギモン❶

Q **夫も私も花粉症です。生まれてくる子どもも花粉症になりますか？**

A 両親にアレルギー疾患がある場合、お子さんが同じようなアレルギー疾患になる確率は40～65％程度ですので、同じ環境ですと花粉症になる確率は高いといえます。ただ、現在日本人のスギ花粉症は3～4人に1人にみられるため、遺伝的な要素だけではないと考えられています。

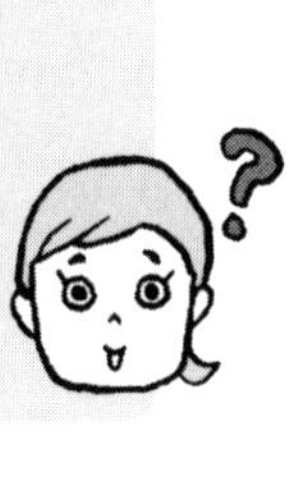

食物アレルギー教室

2日目 食物アレルギーにはどんなタイプがあるの？

食物アレルギーには、「即時型症状」「食物アレルギーの関与する乳児アトピー性皮膚炎」「新生児・乳児消化管アレルギー」「特殊型」の4つのタイプがあります（表1）。また発症のメカニズムからは「IgE依存性（即時型）」と「非IgE依存性」があります。

「即時型症状」とは、IgE依存性の病型で、アレルゲン食物を食べた直後から2時間以内に皮膚、粘膜、呼吸器、消化管などにアレルギー症状が出るものをいいます。アナフィラキシーは2つ以上の臓器症状が出現した場合（蕁麻疹《じんましん》と咳き込み、嘔吐《おうと》と蕁麻疹《じんましん》など）をいい、重症化のサインとして認識しておく必要があります。全身症状として、アナフィラキシーショック（アレルギー症状により低血圧、意識障害から死に至ることもあります）を起こすこともあります。

また特殊型アレルギーとして、学童期以降に運動によって誘発される「食物依存性運動誘発アナフィラキシー」と幼児期・学童期・成人期に果物（キウイ、バナナ、メロン、もも、パイナップル、りんごなど）や野菜などを食べて口の粘膜や口の周りの皮膚に症状を起こす「口腔《こうくう》アレルギー症候群」があります。

表1　食物アレルギーの臨床型分類

臨床型	発症年齢	頻度の高い食物	耐性の獲得（寛解）	アナフィラキシーショックの可能性	食物アレルギーの機序
新生児・乳児消化管アレルギー	新生児期 乳児期	牛乳 （育児用粉乳）	多くは寛解	（±）	おもに 非IgE依存性
食物アレルギーの関与する乳児アトピー性皮膚炎	乳児期	鶏卵、牛乳、小麦、大豆など	多くは寛解	（+）	おもに IgE依存性
即時型症状 （蕁麻疹、アナフィラキシーなど）	乳児期～ 成人期	乳児～幼児： 鶏卵、牛乳、小麦、そば、魚類、ピーナッツなど 学童～成人： 甲殻類、魚類、小麦、果物類、そば、ピーナッツなど	鶏卵、牛乳、小麦、大豆などは寛解しやすい その他は寛解しにくい	（++）	IgE依存性
特殊型：食物依存性運動誘発アナフィラキシー	学童期～ 成人期	小麦、えび、かになど	寛解しにくい	（+++）	IgE依存性
特殊型：口腔アレルギー症候群	幼児期～ 成人期	果物、野菜など	寛解しにくい	（±）	IgE依存性

食物アレルギーの診療の手引き2014

一方、非IgE依存性食物アレルギーは、細胞性免疫が関わる免疫反応（33ページ参照）で、症状が出るまでの時間が比較的長いのが特徴です。代表的な疾患として乳幼児の牛乳アレルギーを主とする、「新生児・乳児消化管アレルギー」が含まれます。「食物アレルギーの関与する乳児アトピー性皮膚炎」はIgE依存性、非IgE依存性両方の機序《きじょ》（しくみ）が関与するとされています。

食物アレルギーのタイプ1

即時型症状

◆即時型の症状

即時型食物アレルギーでは、おもに次のような症状がみられます。

ア　皮膚にみられる症状／蕁麻疹《じんましん》、皮膚が赤くなる、顔が腫《は》れる

イ　粘膜にみられる症状／目の腫れ・充血、口唇の腫れ、口の中がイガイガする

ウ　気道にみられる症状／鼻汁・鼻づまり、声がかすれる、犬がほえるような咳、咳き込み、ゼーゼーする（喘鳴《ぜんめい》）、呼吸ができない（呼吸困難）

エ　消化管にみられる症状／嘔吐、腹痛、下痢

オ　全身にみられる症状／意識がなくなる（反応がない）、ぐったりする、低血圧

即時型食物アレルギーは、ア〜エのいずれかで始まることが多く、アナフィラキシーでは、これらの多臓器のアレルギー症状が出現します。これらの症状を知ることは、食物アレルギーの発症に早く気づき、アナフィラキシーへの対応を行ううえで役立ちます。

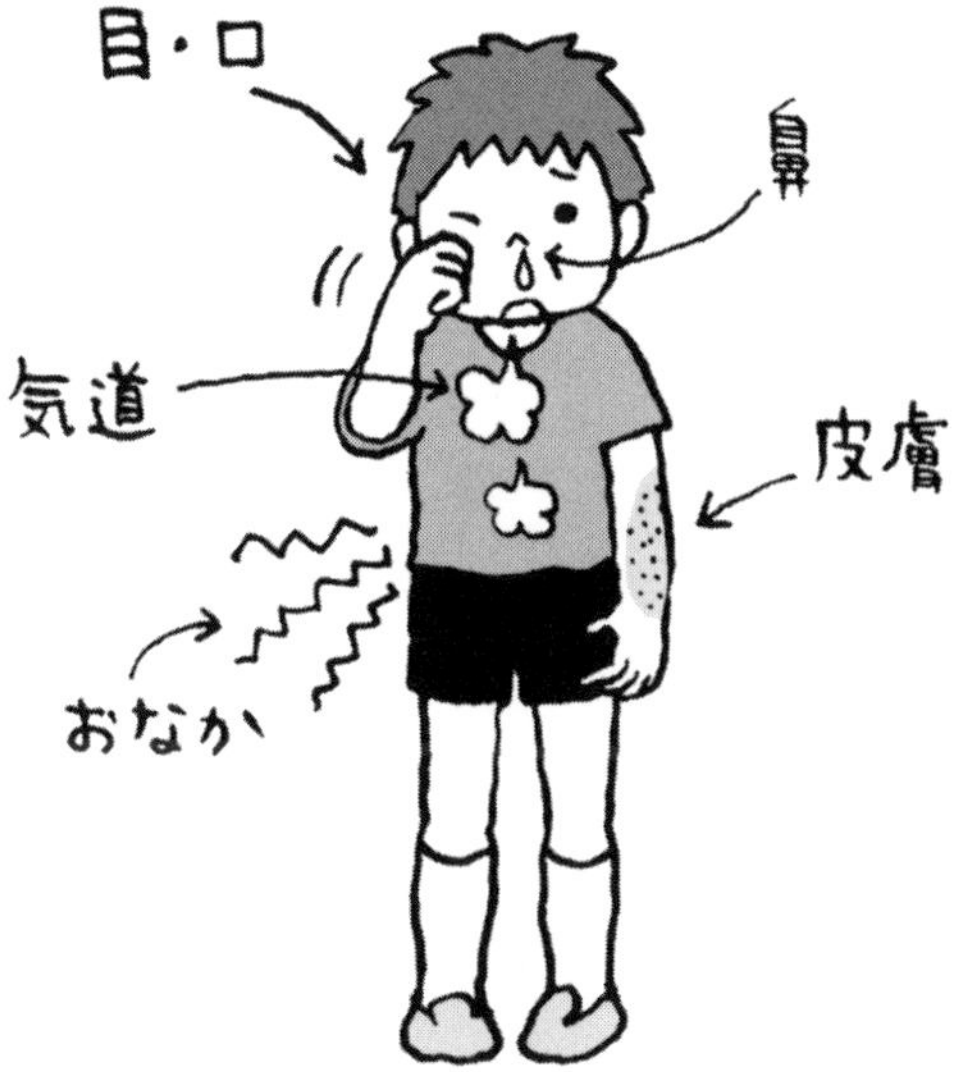

◆即時型食物アレルギーを引き起こしやすい食物アレルゲン

即時型食物アレルギーを引き起こしやすい食物アレルゲンが、年齢ごとに明らかにされています。乳幼児では、1位鶏卵、2位牛乳、3位小麦です。これまで学童では1位甲殻類、2位鶏卵、3位そば、4位小麦になっていましたが、最近は学童のおもな食物アレルゲンは1位鶏卵、2位牛乳、3位甲殻類、4位ピーナッツとなっており、鶏卵、牛乳アレルギーが治癒できていない学童が多くなっていると考えられます(『食物アレルギーの診療の手引き2014』厚生労働科学研究班)。

アナフィラキシーショックの原因となる食品は、鶏卵、牛乳、小麦、そば、ピーナッツ、えびの順です。これらはかにを含め、特定原材料として加工食品のアレルギー表示義務化の対象食品になっています。そのほかに、もも、キウイ、イクラなど20種類の食物がアナフィラキシーショックを起こしやすいことからアレルギー表示推奨食品になっています。最近、ごまやカシューナッツのアレルギー、アナフィラキシーも増加しており、平成25年からこれらも表示推奨食品になっています。

表2

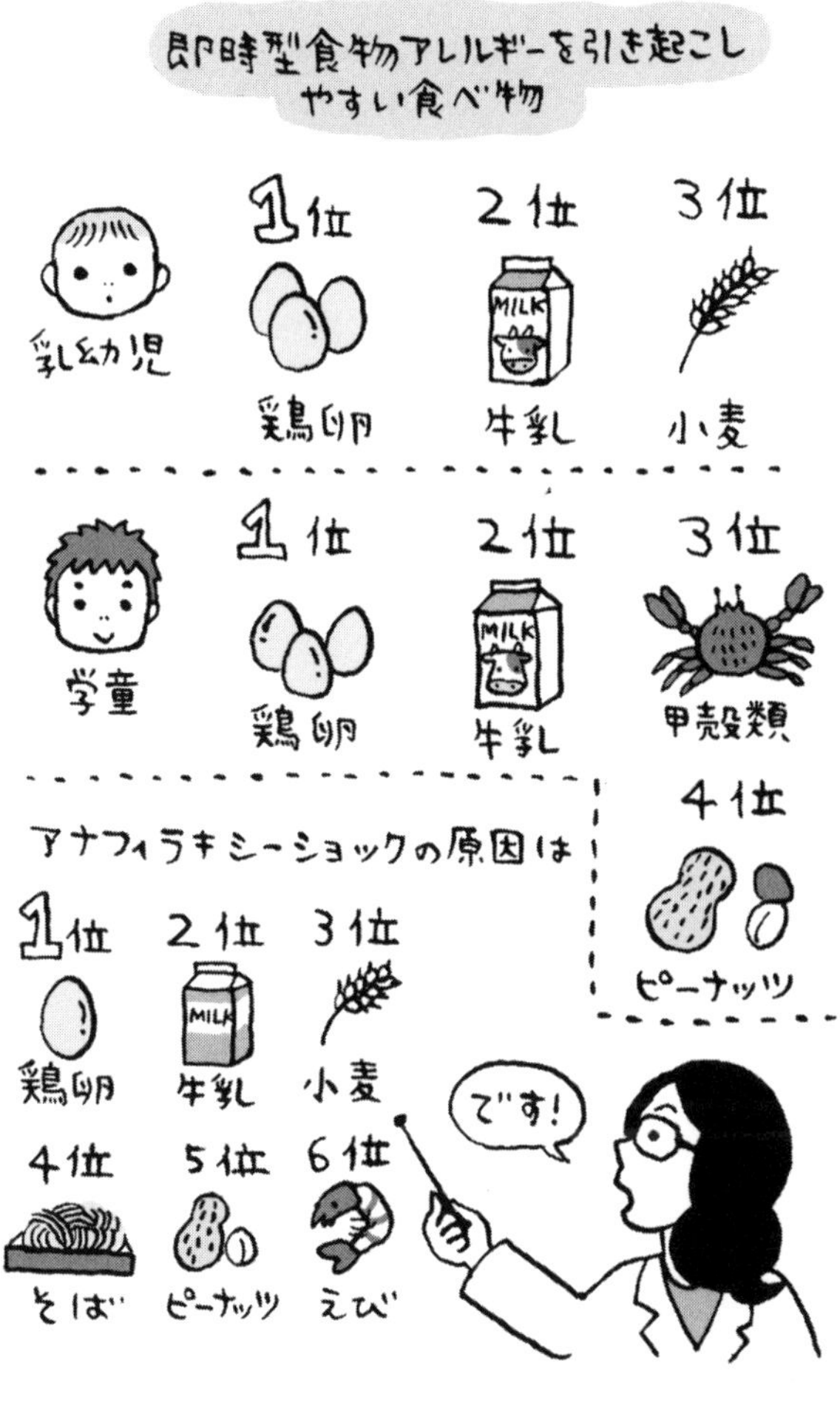
即時型食物アレルギーを引き起こしやすい食べ物
乳幼児
1位
鶏卵
2位
牛乳
3位
小麦
学童
1位
鶏卵
2位
牛乳
3位
甲殻類
4位
ピーナッツ
アナフィラキシーショックの原因は
1位
鶏卵
2位
牛乳
3位
小麦
4位
そば
5位
ピーナッツ
6位
えび
です!

食物アレルギーの関与する乳児アトピー性皮膚炎

こんな症状が続いたら要注意

乳幼児の食物アレルギーは、乳児アトピー性皮膚炎を合併して見つかる場合が多いです。生後3～4ヵ月ごろより顔、体に湿疹を繰り返す場合は乳児アトピー性皮膚炎と診断します。乳児アトピー性皮膚炎では、食物アレルギーが湿疹の原因になっていることがあり、このようなアトピー性皮膚炎を「食物アレルギーの関与する乳児アトピー性皮膚炎」といいます。食物摂取後、かなり遅れて翌日などに湿疹の悪化などがみられます（非即時性）。

ステロイドを含めた適切な外用薬治療とスキンケアは必須

アトピー性皮膚炎では、食物アレルゲンの摂取によってヒスタミンが放出され、おもに強い皮膚の痒《かゆ》みを引き起こします。そのため繰り返し皮膚を掻《か》くことにより湿疹を悪化させていると考えられています。また、ＩｇＥ抗体以外にも細胞性免疫（33ページ参照）が湿疹を作るのに関与しているとされています。

このような湿疹が続くと皮膚のバリア機能が障害されます。そうすると、今度は皮膚に食物アレルゲンが接触することによる新たな食物アレルゲン感作が起こりやすく、最初の原因である食物アレルゲン以外にも経皮感作が起こります。結果、多種の食物アレルギーとなって重症化するという悪循環になります。したがって、乳児アトピー性皮膚炎では、同時にスキンケアを行い、ステロイドを含め適切な外用薬で湿疹を治療することが大切です。

これまでの経験でも、乳児アトピー性皮膚炎では重症な場合ほど、多種の食物アレルゲンに陽性を示しており、牛乳、鶏卵、小麦、魚では即時型症状が誘発される割合が高くなる傾向があります。

離乳食開始のポイント

このタイプは即時型症状と同様のアレルゲン食物（牛乳、鶏卵、小麦など）に感《かん》作《さ》されていることが多く、食物摂取により即時型症状が誘発されることがあり、注意が必要です。そのまま離乳食を通常通り始めてしまうと、即時型食物アレルギーを起こしてしまうリスクがあります。ですから、離乳食を始める前に皮膚テストやIgE抗体検査を行って対応することが大切です。しかしここで覚えておいてほしいのは、IgE抗体が陽性であっても「食べても症状が出ない」、もしくは「悪化しない」場合は、食べても大丈夫な場合が多いということです。このような場合はその旨を専門医に伝え、相談してください。

食物アレルギーのタイプ3

新生児・乳児消化管アレルギー

完全除去食が必要な場合も。専門医の指導を

おもに新生児から乳児にみられる疾患です。食物アレルギーの症状が消化管症状（嘔吐や下痢）のみで、蕁麻疹《じんましん》や咳き込みなどはみられません。粉ミルクによるものが最も多く、ミルクを与えて2時間以降に急に激しい嘔吐が起こり、中には嘔吐のためぐったりすることがあります。

新生児・乳児消化管アレルギーは、IgE抗体が引き起こすアレルギーではなく、細胞性免疫と関わっていると考えられています（33ページ参照）。そのため、原因となるミルクのIgE抗体は陰性であり、診断は容易ではありません。原因のミルクを中止してアレルギー用ミルクに替えることで症状がみられなくなった結果、初めて判明することが多いのです。

離乳期に大豆やお米などが原因でなることもあります。いずれも幼児期までに治ることが多いようです。食物たんぱく性胃腸炎とも呼ばれ、まれに幼児期以降に発症することもあります。

このタイプは母乳を含むアレルゲン食物の完全除去が必要なため、経過も含め専門医師の指導を受けましょう（125ページ参照）。

食物アレルギーのタイプ4

特殊型食物アレルギー

◆食物依存性運動誘発アナフィラキシー
——小学校入学後に発症。非常に少ないが治癒しにくい

学童期以降に、食後30分から2時間以内の運動中にアナフィラキシーが起こるタイプで、運動により食物アレルゲンの吸収が高まることにより、アナフィラキシーショックに陥ることがあります。即時型食物アレルギーとは異なり、運動が加わることでのみアナフィラキシーが起こるもので、食物アレルギーの特殊なタイプです。これは中・高校生に多く、１万２０００人に１人と非常に少ないアナフィラキシーの類型ですが、治癒しにくいとされています。小学校に入学後、昼食後の運動中に初めて起こることがあり、中には食物アレルギーが耐性化して治ったはずの食物アレルゲン（小麦、牛乳など）によって運動中にアナフィラキシーが起こることがあります。

原因食物は、小麦が6割、甲殻類（とくにえび）が約3割を占めていますが、牛乳・乳製品、青野菜、果物、魚などが原因のこともあります。原因食物が明らかになったら運動前は食べないようにします。給食では除去食を行います。運動中に発症するアナフィラキシーであり、屋外での運動など状況次第では対応が遅れる場合もあることから発症してしまったときはすぐに対応できるようにアドレナリン自己注射薬（エピペン®133〜136ページ参照）を処方してもらいます。

◆口腔アレルギー症候群
——最近急増中。花粉症のある学童は注意が必要

食物アレルギーの発症には、食物アレルゲンと直接反応しなくても起こるものがあります。たとえば花粉症を発症している場合に果物や野菜の食物アレルギーを発症することがあるのです。食物以外の物質（天然ゴムや花粉）とある種の果物や野菜などに共通のたんぱくがあるため、天然ゴムや花粉のIgE抗体ができるときに、この共通のたんぱくにもIgE抗体ができて食物アレルギーが起こるようにな

るのです。これを交差反応による食物アレルギーといいます。

おもなものはラテックス（天然ゴム）と果物の組み合わせと、花粉と果物・野菜の組み合わせです。後者の場合、生の果物などを食べると、即時に口腔内に症状が出るため、「口腔アレルギー症候群」と呼ばれています。

ラテックス・フルーツ症候群

バナナやアボカドの食物アレルギーを持っている人は、ゴム手袋や風船といった天然ゴム（ラテックス）製品との接触でアレルギー反応を起こすことがあります。ラテックス・フルーツ症候群といいます。これは、バナナやアボカドとラテックスとの間に共通のたんぱくがあるため、両方に反応するＩｇＥ抗体が作られてしまうからです。ラテックスと交差が強い果物には、他にキウイ、栗などがあり、その他の熱帯性の果物やもも、りんごなども交差することがあります。ラテックスアレルギーがある人の約30％にはこれらの果物アレルギーがあり、果物アレルギーの中でラテックスアレルギーがあるのは約11％とされています。

花粉・食物アレルギー症候群

花粉症のアレルゲンの一部と交差反応を示す果物・野菜などの食物アレルギーも増加しています。花粉・食物アレルギー症候群といいます。

たとえば、カバノキ、ブナなどの樹木花粉とりんごなどのバラ科の果物との交差や、イネ科のカモガヤ花粉とメロンやすいかとの交差がみられます。これらの花粉と交差する果物のアレルゲンは、熱や消化酵素に弱いという特徴があります。そのため、フレッシュ（非加熱）な果物を食べたときに即時に口腔内にアレルギー症状が出ることから、口腔アレルギー症候群と呼ばれます。消化管に入るとアレルゲンたんぱくが消化酵素によって消化されるため症状が出ないことが多いのです。また加熱するとアレルゲン性がなくなるため、ジャムやルウなどでは口腔アレルギーが出ないという特徴があります。

しかし、果物アレルギーの中には、熱や消化酵素にも強い独自のアレルゲンたんぱくがあり、口腔症状にとどまらず、咳、喘鳴、嘔吐、腹痛などアナフィラキシーを起こす場合もあります。小児ではキウイ、バナナ、メロンなどが多く、成人では、もも、キウイ、りんごなどの果物のアナフィラキシーがみられます。また、成人では、花粉との交差反応による豆乳アナフィラキシーを起こすことがあります。果物や野菜で口腔以外の症状がある場合は、専門医療機関を必ず受診してください。

2日目のまとめ

- 食物アレルギーは症状の出方による『病型』と発症の『メカニズム』でいくつかのタイプがあります。
- それぞれ病型の特徴がありますので、正しく理解しましょう。
- 乳児アトピー性皮膚炎は、食物アレルギーを合併して発症することが多く、ステロイド剤などによる皮膚の外用薬治療とともに、離乳食の開始に気をつけます。
- アナフィラキシーの症状は、重症化のサインとして覚えておきましょう。

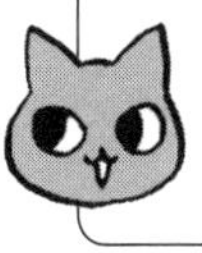

column

乳児期にアトピー性皮膚炎と診断されたら

バリア機能が低下した皮膚からのアレルゲン食物の感作を受けないために適切な外用薬治療とスキンケアが大切です。乳児早期にみられる湿疹は単なる乳児湿疹である場合が多く、湿疹が2ヵ月以上続き痒みも出るようになって初めて、アトピー性皮膚炎と診断されます。

食物アレルギーを合併していないアトピー性皮膚炎児の場合、離乳食は後述する一般の離乳食と同じ開始時期、食品を利用することができます。離乳期は食物アレルギーを発症することも多いため、初めての食品はよく加熱し、小さじ1杯からあげていきましょう。

アレルギーのギモン❷

Q 1歳になる娘がアトピー性皮膚炎と診断され、血液検査を行ったところ、鶏卵と魚に対してＩｇＥ抗体陽性反応が出ました。皮膚科の先生からは「鶏卵、魚のほか、鶏肉も除去しましょう」といわれました。魚も鶏肉もまだ食べさせたことがなく、また栄養面でも心配です。どうしたらよいでしょう。

A ＩｇＥ抗体陽性の食品が原因アレルゲンであるとは限りません。肉類はアレルギーを誘発することは少なく、とくに鶏卵アレルギーでも鶏肉はほとんど利用できます。魚は即時型の蕁《じん》麻《ま》疹《しん》などを起こすことが多いため、まだ食べさせていない場合は、かつおだし、缶詰（ツナ）などから利用します。ＩｇＥ抗体のレベルにもよりますが、鶏卵は固ゆで卵黄から利用してみましょう。その後に食物経口負荷試験（66～69ページ参照）ができる小児科で鶏卵、魚の負荷試験を受け、除去食が必要かどうか確認してもらいましょう。

アレルギーのギモン❸

Q 3歳の娘、最近りんごを食べると口の周りが赤くなります。病院を受診しなくても大丈夫ですか？

A 口のイガイガ、痒みが出たり赤くなると、食物アレルギー（口腔アレルギー症候群）が疑われますが、果物に含まれるヒスタミン、アセチルコリン、セロトニン、サリチル酸化合物などの化学物質が刺激になっていることがあり、これらを仮性アレルゲンと呼んでいます。りんごにはサリチル酸化合物が含まれ、口が赤くなったりすることがときにありますが、症状が広がらない場合は様子をみるだけでよいと思います。ただりんごは食物アレルギーを起こしやすい果物でもあるので、口の赤みがひどくなってきたり、吐いたり咳き込みなどが出たりする場合は、検査を受けましょう。ＩｇＥ抗体陽性または陰性でもりんごそのものによる皮膚テスト陽性で診断されます。

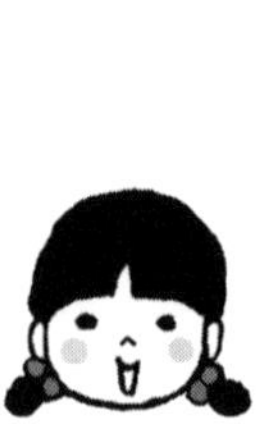

食物アレルギー教室

3日目 食物アレルギーの正しい診断を受ける

正しい診断こそが治療への近道

食物アレルギーの治療の基本は、原因食物の除去による食事療法です。薬物療法はアレルギーが起こったときの対症療法、予防治療として行われ、食事療法の補助療法に過ぎません。

食物アレルギーが疑われる場合、まずアレルゲン食物やそれによって引き起こされる症状を明らかにするための検査をします。「どのようなアレルギー機序《きじょ》（しくみ）が関与しているか」「アレルゲン食物がどのようなものであるか」によって治療方法も異なってくるため、正確な診断検査が必要です。しかし、この検査について正しく理解されていないこともあります。

たとえIgE抗体検査や皮膚テストで陽性だったとしても、食べて症状が出ない場合は食べていいのです。食物経口負荷試験（66～69ページ参照）を基本とした「正しい原因アレルゲンの診断に基づいた必要最小限の除去食」はとても重要なのです。

食物アレルギーの診断の手順

1 まずは問診

何を食べてどのような症状が出たのか、できるだけ正確に伝えます

病院を受診する際には、医師に症状をできるだけ細かく伝えてください。そのために何をどの程度食べ、どのくらいして、どのような症状が出たかを日誌につけることをおすすめします（食物日誌）。母乳哺乳後に赤ちゃんの様子がおかしくなった場合は、授乳前にお母さんの摂取した食品を記載しておくと原因食物の推定に役立ちます。問診によってまず、関与しているアレルゲン食物を推定して、病歴（発症までの経過）に応じて食物アレルゲン検査が行われます。

2 検査の流れ

IgE抗体検査から最終診断は食物経口負荷試験で

食物アレルギーにおける診断は、前述したように病歴に基づき関与しているアレルゲン食物を推定したうえで、次のような検査を行います。最終診断は食物経口負

荷試験によって行いますが、この検査は実際にアレルゲン食物を摂取する検査ですから強い症状が出る可能性も高いため、原則としてすぐには行いません。他の検査から段階を経て行います（図２）。

食物アレルギーの検査１

血中抗原特異的ＩｇＥ抗体検査

◆食物アレルギーの一般的な検査

アレルゲン食物の検査では、血中抗原特異的ＩｇＥ抗体検査（ＩｇＥ抗体検査）がよく使われます。採血して、ＩｇＥ抗体があるか（特定の食物がアレルギーを起こしやすい状態にあるか）を調べます。

産生されたＩｇＥ抗体の量をＩｇＥ抗体価といい、その量により０（陰性）から６まで７段階にスコア化（クラスといいます）されています。クラス１は疑陽性（検査の結果が陰性と陽性の中間を示すもの）、２以上は陽性です。

図2　食物アレルギーの診断の手順

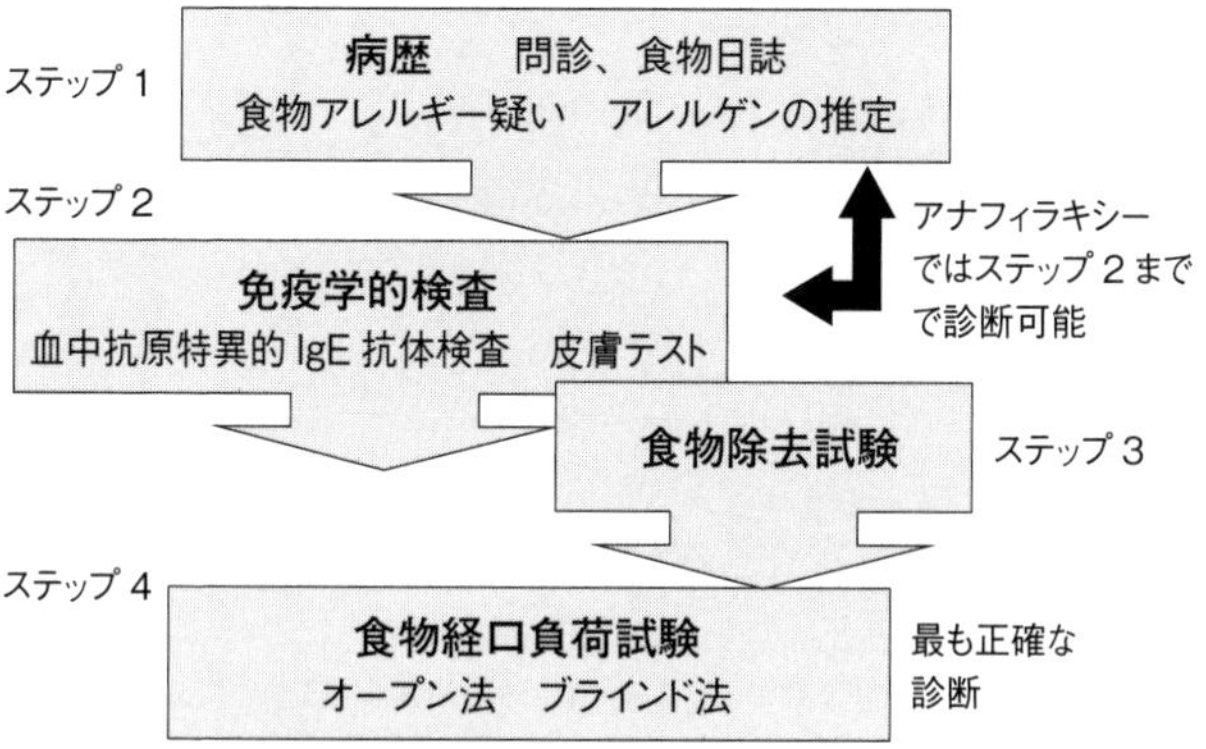

しかしＩｇＥ抗体が陽性を示したとしても、必ずしもその食物が現在の食物アレルギーの原因であるとは限りません。最終診断は食物経口負荷試験（後述）で行います。しかし、ＩｇＥ抗体価が高い場合はそれが原因食物である可能性が高いといえます。また、アナフィラキシーなど重篤な食物アレルギーでは、これを誘発したと推定される食物がＩｇＥ抗体検査で陽性を示した場合には、食物経口負荷試験を行うまでもなく、ほぼ原因食物と確定診断されます。また、事前にＩｇＥ抗体検査を行っておくことは食物経口負荷試験を安全に行うために役立ちます。

皮膚テスト「プリックテスト」

◆感度の高い検査。おもに専門病院で行われます

アレルゲン食物のエキスを1滴皮膚につけて上からプリック針と呼ばれる専用の針で皮膚を軽く傷つけて変化を観察する検査です。15～20分後に穿刺部《せんしぶ》が円形にふくれ、発赤が出たら陽性と診断されます。感度が高い検査で、たとえば、生後2～3ヵ月の乳児でまだ十分な抗体が産生されていない場合や、果物や魚介類アレルギーが疑われIgE抗体検査が陰性である場合には、とくに有用です。皮膚テストが陰性である場合はそれがアレルゲン食物でないことがかなり確実です。

とくに口腔《こうくう》アレルギー症候群では、フレッシュな果物を直接穿刺してそのまま皮膚テストすることで、より確実に原因果物を確認することができます。皮膚テストを実施する際には、検査前数日は抗アレルギー薬や抗ヒスタミン薬の服用を中止する必要があります。これらの薬により皮膚のヒスタミン反応が抑制されてしまうか

らです。

食物アレルギーの検査3

食物除去試験

◆アレルゲン食物を確定するための検査の一つ

疑わしい原因食物を摂取せずに完全に除去し、1〜2週間観察してこれまでみられた症状の改善が得られるかどうかを観察する試験のことです。授乳中の場合はお母さんが原因食物を除去します。1〜2週間、完全除去して症状がよくなった場合は原因食物の可能性が高いと診断されます。また食物経口負荷試験前にも行います。食物除去試験で完全除去していた食物を摂取することによって症状が出るかを確かめます。

食物アレルギーの検査4

食物経口負荷試験

◆食物アレルギーの最終診断のための検査

食物アレルギーの診断、原因食物の確認を行うための最も確実な検査方法です。

実際にアレルゲン食物を食べてみて反応を観察する試験です。本人と医師が何を食べたかをわかったうえで検査する方法（オープン法）と心理的な反応を排除する目的で本人にわからないように食べてもらう方法（ブラインド法）があります。

実際にアレルゲン食物を食べてみる検査ですから、強い症状が出る可能性があります。ですからアナフィラキシーを誘発しやすい食品の食物経口負荷試験は、食物アレルギーに精通した医師により対応可能な医療機関で行われます。全国的に対応できる小児科が増えていますので、検査が受けられるか確認してみてください。

◆食物経口負荷試験から何がわかりますか？

1　原因となるアレルゲン食物を確実に知る

たとえば、いくつかの食物が一緒に入ったものを食べて症状が出たときなどに、どの食物が原因かを明らかにするために食物経口負荷試験が行われます。また、乳幼児がアトピー性皮膚炎などを発症していて、血液検査によりＩｇＥ抗体が陽性であることがわかった場合に、まだ食べたことがない食品についてそれが原因食物であるかを調べるために食物経口負荷試験が行われます。

2　アレルギー症状が誘発されるアレルゲン量を知る

ある食品がアレルゲン食物であることがわかっていても、アレルゲン量次第では食材として利用できる可能性があります。食物経口負荷試験によりアレルギーを起こさない安全レベル（どの程度の量を食べても大丈夫か）を調べることで、食材としての利用の可能性を確認します。とくに入園・入学前に食物経口負荷試験を行うことで、集団生活でも利用できる食品を増やすことができます。

3　どの程度耐性化したかを判断する

乳幼児期に食物アレルギー症状がみられたとしても、成長とともに自然に治っていくことがあります。これを「耐性化」といいます。どの程度耐性化したかを判断するために食物経口負荷試験を行うことがあります。即時型アナフィラキシーを起こしやすい鶏卵、牛乳、小麦、魚、ピーナッツ、ナッツ類などでは、その後の誤食事故などがない場合は、まずIgE抗体検査を行い、そのレベルを参考にどの程度耐性化したかを食物経口負荷試験で検査します。アナフィラキシーの既往がある場合は、必ず専門病院で検査を受けましょう。

4　結果が陰性の場合、すぐに食材として利用できます

食物経口負荷試験では、最初は少量から試験を行い徐々に増やしていくことで、どのレベルまでが安全かを知ることができます。鶏卵（固ゆで卵）、牛乳（生牛乳）、小麦（うどん）、魚（煮魚）、大豆（豆腐）などそれぞれ1g（1ml）程度か

ら15〜30分ごとに倍量に増やしていきます。鶏卵や乳製品の場合は高温加熱によってアレルゲン性が低下する傾向があります。アレルギー反応が強く出る可能性があるケースでは、加熱された日常食品（焼き菓子やパンなど）から検査に用いるほうがより安全といえます。

食物経口負荷試験の結果が陰性の場合、すぐに食材として利用できるようになります。一般には病院での食物経口負荷試験で陰性であった場合、同じ食品量の½程度から利用して徐々に増やしていきます。

3日目のまとめ

●できるだけ毎日の食事内容とその後の症状を記した、食物日誌をつけましょう。お子さんの日常生活で利用できる食品、何か気になる症状が出た食品を記録しておいて、詳細に医師に伝えましょう。

●基本の検査は「ＩｇＥ抗体検査」と「食物経口負荷試験」です。ＩｇＥ抗体はあくまで感作《かんさ》状態を示すものです。まだ摂取していない場合は、食物経口負荷試験での確認が必要になります。

●食物経口負荷試験は、①原因食物の確認　②安全に摂取できる食品の量の確認　③耐性化の確認　のために行われます。

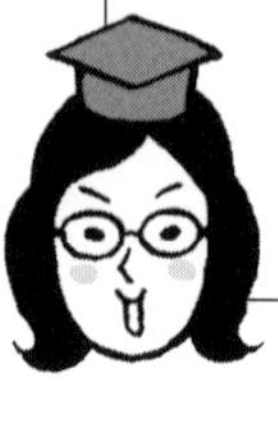

column

ＩｇＥ抗体検査陽性の乳児アトピー性皮膚炎

食べてから即時型の症状が出るものには注意が必要です。複数の食物アレルゲンが陽性になっている乳児アトピー性皮膚炎で、即時型症状がなく経過している場合は、幼児期に陽性だったアレルゲン食物が食べられるようになることが多いようです。食べていて症状がない食品はＩｇＥ抗体検査陽性でも利用してよいのです。除去している食品を食べてしまっても症状が出なかった場合は、耐性ができている可能性がありますので、かかりつけ医にそのことを伝えましょう。一方、まだ食べていない食品でＩｇＥ抗体価が高く続く場合は、即時型のアレルギーを引き起こすリスクがあるので医師に相談してください。

また以前に蕁麻疹《じんましん》、咳、嘔吐《おうと》などの症状がみられた場合は、正確に医師に情報を伝えましょう。アナフィラキシーの既往がある場合は、すぐには食物経口負荷試験が行えません。慎重に進める必要があるからです。

アレルギーのギモン❹

Q　食物経口負荷試験の費用はいくらぐらいですか？またどんなタイミングで受けるのがいいでしょうか？

A　食物経口負荷試験は保険が適用されます。検査料は基準を満たした施設において9歳未満の患者に対して1000点で、3割負担、または乳幼児医療費助成制度などで全額カバーされている場合は無料です。ただ検査の保険適用は年に2回までとなっています。外来食物経口負荷試験を行っている小児科の多くは、年2回以上の食物経口負荷試験をサービスで行っています。入院して行う場合は入院費も保険が適用されます。

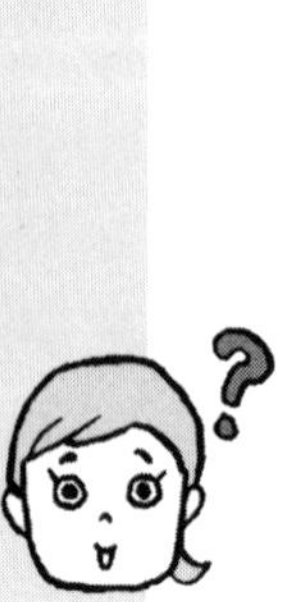

アレルギーのギモン❺

Q 鶏卵と牛乳にアレルギーがありましたが、食物経口負荷試験で陰性の判定をもらいました。除去食を解除しても問題ないですか？

A 食物経口負荷試験で陰性と判断された食品は解除していきますが、同じ負荷食品の負荷した量までを徐々に自宅で利用するのが原則です。ゆで卵を½個食べられた場合、¼個から開始し、½個まで利用します。スクランブルなどでは加熱状態で症状が出ることもあるため、¼個以下の少量から試します。生卵や半熟卵は許可が出るまであげないでください。牛乳は生が100〜200㎖まで摂れた場合、同様に¼〜½から開始し、負荷量まで利用していきます。

表3　鶏卵・牛乳の加工食品を用いた食物経口負荷試験

調理加工により食物アレルゲンが低下した食品で負荷試験を行い、日常生活で安全に利用できる食物を確認します。
負荷試験ではアレルゲンたんぱくの含有量を確認したうえで、高温加熱などによりアレルゲン性が低下した食品を用います。

（　）はアレルゲンたんぱく含有量目安

鶏卵及び鶏卵を含む食品：

①20分固ゆで卵黄1個（0.02mg）
②卵黄ボーロ1粒（1mg）～10粒（10mg）程度
③卵クッキー1枚（～50mg）
④ちくわ1本・ロースハム1枚（～200mg）
⑤カステラ½切れ・メロンパン1個（～1000mg）
これらが摂取できれば
⇒卵つなぎ食品ハンバーグ鶏卵¼個入り（1300～1700mg）

牛乳を含む食品：

①乳クッキー1枚（10mg）　②食パン1枚（50～100mg）
③菓子パン・パイ1個（100～1000mg）
これらが摂取できれば⇒④シチュールー1食（500～1700mg）

＊卵黄ボーロは「マンナボーロ」（森永製菓）、卵クッキーは「ムーンライト」（森永製菓）または「ラングドシャー」（ナビスコ）、乳クッキーは「マリー」（森永製菓）を使用。
＊クッキー、焼菓子、パンなどは小麦アレルギーがない場合に行います。
＊⅛個（枚）、1さじ、1粒から、15分または30分ごとに倍量に増やしていき、それぞれの目的量まで経口負荷試験を行います。

（国立病院機構福岡病院小児科の食物経口負荷試験の例）

食物アレルギー教室

4日目

アレルギーを引き起こしやすい食物アレルゲンの特徴を知る

食物アレルギーを誘発しやすい食物とその特徴

即時型食物アレルギーを引き起こす三大原因食物は、乳幼児で鶏卵、牛乳、小麦です。学童期以降は、甲殻類、鶏卵、そば、小麦、果物などがおもなアレルゲン食物になっています（42ページ参照）。

またアナフィラキシーを起こしやすい食物は、鶏卵、牛乳、小麦、そば、ピーナッツ、えびの順に多くなっていますが、乳幼児に多い鶏卵、牛乳、小麦などのアレルゲン食物は、成長とともに耐性化しやすい傾向があります。一方、成人に多い甲殻類、果物、そば、小麦などは耐性化しにくいアレルゲン食物です。

こうしたそれぞれのアレルゲン食物の特徴を知って、安全な食生活を送るために役立ていきます。

1 鶏卵

アレルゲンとなりやすい注意すべき食物

鶏卵は小児でもっともアレルゲンとなりやすい食物ですが、成長とともに耐性が得やすいアレルゲンでもあります。

卵白部分は生の場合はもちろん、加熱してあってもアレルゲン性が強いのに対し、加熱した卵黄のアレルゲン性は低いことがわかっています。

卵白のアレルゲンはおもに「オボムコイド」と「オボアルブミン」です。臨床的に「オボムコイド」が最も高いアレルゲン性を示すと考えられています。「オボムコイド」は耐熱性が強く、熱で固まったあとに水に溶けやすい傾向があります。このため、ゆで卵や卵焼きなどから溶け出したオボムコイドが付着した他の食品を食べて症状が誘発されることがあります。また、ゆで卵を入れたおでんなど煮物でも汁に溶け出しやすいので注意が必要です。

これに対し、「オボアルブミン」は、高熱でアレルゲンが低下しやすい傾向があります。15〜20分沸騰させた固ゆで卵ではアレルゲン性はなくなります。しかし、スクランブルエッグなど全体に加熱が十分でない場合には、アレルゲン性が残るので注意が必要です。

一方、焼き菓子やパンなど小麦と一緒に鶏卵を高温加熱した場合には、オボアルブミンのアレルゲン性は著明に低下します。なお、卵白に含まれる「リゾチーム」は、風邪薬などの消炎剤に利用されており、また食品添加物としても利用されることがあります。鶏卵アレルギーの人は、この「リゾチーム」によってもアナフィラキシーショックを起こすことがあるので注意してください。

2　牛乳

乳児は粉ミルクにも注意。離乳食開始以降は乳製品にも気をつけて

牛乳は乳児に頻度の高い食物アレルゲンの一つで、とくに牛乳成分が含まれる粉ミルクは乳児が最初に感作《かんさ》されやすいアレルゲンです。乳幼児以降は減少し、成長とともに耐性化し、成人ではあまりみられません。

牛乳のたんぱく質はおもに「カゼイン（約80％）」と「乳清たんぱく（約20％）」で占められ、全体の量の３・３％に相当します。「カゼイン」は熱耐性のたんぱく質です。このカゼインが多いため牛乳は加熱してもアレルギーを起こしやすいよう

です。

「乳清たんぱく」には、「β-ラクトグロブリン」「α-ラクトアルブミン」「血清アルブミン」などが含まれます。このうち「β-ラクトグロブリン」は比較的熱耐性がありますが、他の２つは熱でアレルゲン性が低下します。また、「血清アルブミン」は、牛肉にも含まれている（焼いたときの赤い肉汁）ので注意が必要です。牛乳アレルギーが強い場合は、牛肉にも反応することがあります。しかし、牛肉は十分加熱すれば利用できることが多いようです。

　牛乳アレルギーがある場合は、乳製品にも気をつけなければなりません。乳製品の乳たんぱく量は、１００㎖（g）あたり、牛乳やヨーグルトで３・３〜３・６g、脱脂粉乳で34・０g、プロセスチーズで22・７g、無塩バターで０・５gです。牛乳やヨーグルトよりも、脱脂粉乳やチーズのほうが濃度が高いことを知っておきましょう。牛乳はカルシウムが多い食物で１００㎖あたり１１０㎎を含んでいます。牛乳、ミルクを除去中はカルシウムを補う必要があります。

3 小麦

乳幼児から成人まで、注意が必要な食品

小麦は、乳幼児において鶏卵、牛乳に次ぐアナフィラキシー誘発食物です。乳幼児においては、即時型症状（40ページ参照）を誘発し、中学生〜成人では、食物依存性運動誘発アナフィラキシー（48ページ参照）、成人においてはパンや菓子職人にみられる小麦の気道感作による喘息《ぜんそく》などを起こすことがあります。２０１１年11月に社会問題となった加水分解コムギを含んだ石鹸の使用で発症した小麦アレルギーは、目や鼻の粘膜などから経皮感作し、その後、小麦を食べてアレルギー症状が誘発されています。

小麦のおもなアレルゲンは、「グルテン」です。最新の研究でグルテンに含まれるグリアジン（とくにω《オメガ》-5グリアジン）が小麦アナフィラキシーの主要なアレルゲンであることがわかってきました。食物アレルギーの関与する乳児アトピー性皮膚炎（44ページ参照）、小麦アナフィラキシーでは、「小麦-IgE抗体」とともに「グルテン-IgE抗体」が陽性を示します。近年、「ω-5グリアジン-IgE抗体」

が検査できるようになったことから、この抗体価が高いとアナフィラキシーが誘発される確率が高く、逆に「小麦ＩｇＥ抗体」価が高くてもこの「ω-5グリアジンＩｇＥ抗体」が陰性の場合は、耐性ができている可能性が高いとわかりました。

小麦のアレルゲンは、高温加熱しても抗原性は低下しないので、焼き菓子など小麦を材料とする食品はすべて利用できません。ただし、日本古来の調味料（醤油、味噌、酢など）は発酵によりたんぱく質がほとんど分解されているので、利用できることが多いようです。

小麦はグルテンを含む大麦、ライ麦など他の麦属と広く交差反応がみられ、小麦アレルギーではこれらのＩｇＥ抗体陽性を示す傾向があります。ただしオーツ麦はグルテンを含まないので、麦アレルギーでも利用しやすい食品です。

4 米

乳児アトピー性皮膚炎で湿疹を悪化させる場合も

臨床的にアナフィラキシーはほとんどみられません。しかし「米ＩｇＥ抗体」を有するアトピー性皮膚炎児で、明らかに皮疹（発疹）の悪化をきたす場合があります。また、米による遅延型（細胞性免疫）の反応を示す、新生児・乳児消化管アレルギー）もあります。米は、熱やたんぱく分解に抵抗性があるため、加熱してもアレルゲン性があまり低下しません。アレルゲンたんぱくを酵素分解した「低アレルギー米（ケアライス）」や米たんぱくを物理的に除去した「A-カットごはん」、米たんぱくの一部を減らした「ゆきひかり米」がアレルギー用に利用されています。

5　そば

重篤なアレルギー症状を誘発。成人になっても耐性が得られにくい

そばは、他の穀類がイネ科に属するのに対しタデ科の食物です。熱に強く、微量でもアナフィラキシーが誘発されやすく、成人になっても耐性が得られにくいアレルゲン食品です。小児アレルギー外来患者の約2％、一般学童調査では0・22％にみられ、患者全体に占める割合としては比較的小さいですが、誘発症状としてショックの割合が高いことから、とくに学校給食などでは利用を避けています。

6 大豆

成人で花粉症がある場合に、豆乳でアナフィラキシーのリスクも

大豆は、日本では味噌、豆腐、醤油、納豆などで古くから利用され、アナフィラキシーは比較的少ない食品です。しかし、乳児アトピー性皮膚炎では「大豆IgE抗体」が高い場合が多く、湿疹やまれにアナフィラキシーが誘発されることがあります。大豆の発酵食品では、醤油、味噌、納豆の順にアレルゲン性は著減しており、自然の低アレルゲン食品となっています。

気をつけたいこととして、豆乳は花粉アレルゲンと交差反応があり、成人の花粉症で豆乳のアナフィラキシーが報告されています。大豆たんぱくの加工食品、健康食品への利用は増加しており、花粉症のある人は注意が必要です（51〜52ページ参照）。

7　ピーナッツ・ナッツ類

微量でも重大事故に。ローストするとさらにアレルゲン性が強くなる

ピーナッツは、欧米のアナフィラキシーショックの主要アレルゲンです。米国では300万人のピーナッツアレルギーがいると推定されており、アナフィラキシー死亡例の8割がピーナッツおよびナッツ類によるとされています。日本では4〜6歳の原因食品の5位を占め、アナフィラキシーショック例の5%で5位と注意するべき食品になっています。ピーナッツ油の微量の残存でもアナフィラキシーを誘発することがあります。特性として、高温でローストしたピーナッツでは抗原性が生より3倍以上に高まる傾向があり、同様に調理されたピーナッツバター、菓子類、料理ではとくに注意が必要です。

ピーナッツは約30%のたんぱく質を含みます。貯蔵たんぱくの3つのアレルゲン成分「Ara h 1〜h 3」がおもなアレルゲンで、これらのIgE抗体価が高いとアナフィラキシーが誘発されやすいことがわかっています。最近Ara h 2に対するIgE抗体が検査できるようになり、過敏性を判断するのに役立っています。

ナッツ類は木の実で、マメ科のピーナッツと35%の交差反応があります。アーモンド、くるみなどのナッツ間では50%の交差反応を示します。それぞれの特異的IgE抗体が測定できます。ナッツ類も微量でアナフィラキシーを起こし、耐性化しにくいアレルゲン食物です。

8 魚介

同種属で交差反応が強い

魚、甲殻類は、学童〜成人の即時型食物アレルギーの代表的なアレルゲン食品です。魚のおもなアレルゲンは「パルブアルブミン」です。高度熱耐性を示し、一部のたんぱく分解酵素にも抵抗性があります。しかし、燻製《くんせい》、缶詰の加工過程でアレルゲン性が低下しやすく、かつおぶし、ツナ缶などは魚アレルギーでも利用をおすすめします。ついで干物、とくにじゃこ・いりこなどはややアレルゲン性が低下しており、魚の食物経口負荷試験の前に利用できることが多いようです。

えびやかになどの甲殻動物やたこやいかなどの軟体動物には共通の主要アレルゲ

ン、「トロポミオシン」があるため、これらすべてにアレルギーを起こしやすい傾向があります。また貝類は分類上甲殻類に近く、同様にアレルギーを示しやすい食品です。魚類と甲殻類には交差反応はありません。しかし中には魚介類すべてにアレルギーを示すこともあります。

最近、魚卵とくに生イクラによるアナフィラキシーが増加しています。魚、甲殻類アレルギーの約40％の患者さんで「イクラIgE抗体」陽性を示しており、魚卵のアレルギーが起こりやすいようです。しかし、魚アレルギーのない幼児のイクラによるアナフィラキシーも多く、食物アレルギーの幼児では、生で摂取するイクラには注意が必要です。ただし、鶏卵と魚卵には交差反応はありません。

9 食肉

鶏卵、牛乳にアレルギーがあっても牛肉、鶏肉は食べられることが多い

牛肉、鶏肉、豚肉は他の食品に比べてアレルギーの頻度は少ないことがわかっています。肉は加熱調理でアレルゲンが低下しやすいのが、大きな特徴です。鶏卵と

表4　花粉と関連する果物・野菜アレルギー

花粉	
シラカンバ	バラ科：りんご　洋なし　さくらんぼ　ももなど セリ科：セロリ　にんじん　ナス科：ポテト マタタビ科：キウイ　カバノキ科：ヘーゼルナッツ ウルシ科：マンゴー
スギ	ナス科：トマト
ヨモギ	セリ科：セロリ　にんじん ウルシ科：マンゴー　スパイスなど
イネ科	ウリ科：メロン　すいか　ナス科：トマト　ポテト マタタビ科：キウイ　ミカン科：オレンジ
ブタクサ	ウリ科：メロン　すいか　カンタロープ　ズッキーニ きゅうり　バショウ科：バナナ

食物アレルギー診療ガイドライン2012

鶏肉、牛乳と牛肉の交差反応は少なく、たとえば、鶏卵アレルギーでも鶏肉にアレルギーを起こすことは稀です。牛肉も同様です。

10 果物・野菜類

花粉症がある場合は要注意

果物・野菜のアレルギーは、花粉症に伴うものと、花粉症と関係なくみられるものがあります。花粉症に伴う果物アレルギーは、花粉アレルゲンと交差する果物で口腔《こうくう》アレルギー症候群として発症します。シラカンバ、ハンノキなどの花粉アレルゲンが果物たんぱく質の一部と交差反応することがわかっています。成人ではこのタイプが多く、シラカンバ花粉でのりんご、なし、ももなどバラ科の果物アレルギー、スギ花粉症ではトマトが知られています（表4）。これらの果物は加熱によりアレルゲン性が低下するものが多く、フレッシュなもので口腔アレルギー症候群を示します。

一方、小児では、花粉症と関連のない果物アレルギーが多く、成人でもこのタイプでは、もも、キウイ、りんごなどのアナフィラキシーを起こしています。果物アレルゲンは熱や消化酵素に強いアレルゲン成分によるため、ジャムや加工食品などでも症状が起こります。

11 ごま

乳児アトピー性皮膚炎では要注意

ごまは、近年、健康志向から食品での利用が増加しています。英国、イスラエルではごまアレルギーに対する警告が出され、ＥＵ、カナダ、オーストラリアでは食品ラベルの表示対象食品になっています。日本でも平成25年から表示推奨食品になりました。

最近の乳児アトピー性皮膚炎では、離乳食前から「ごまＩｇＥ抗体」の陽性率が高くなっています。母親が健康食品としてごまを多量摂取していることが多いようです。中にはごまオイルのマッサージによって経皮感作したと思われるごまＩｇＥ抗体陽性の乳児もいます。ごまでは貯蔵たんぱく「ビシリン」が主要アレルゲンとされており、熱耐性で、ごまを一度に多量摂取するすりごま、ごまペーストには注意が必要です。ごま油の場合は、たんぱくは少ないので、ごま油から利用できることが多いようです。また、黒ごまは白ごまよりたんぱく含有量が少なく、利用する場合は黒ごまの粒から開始します。

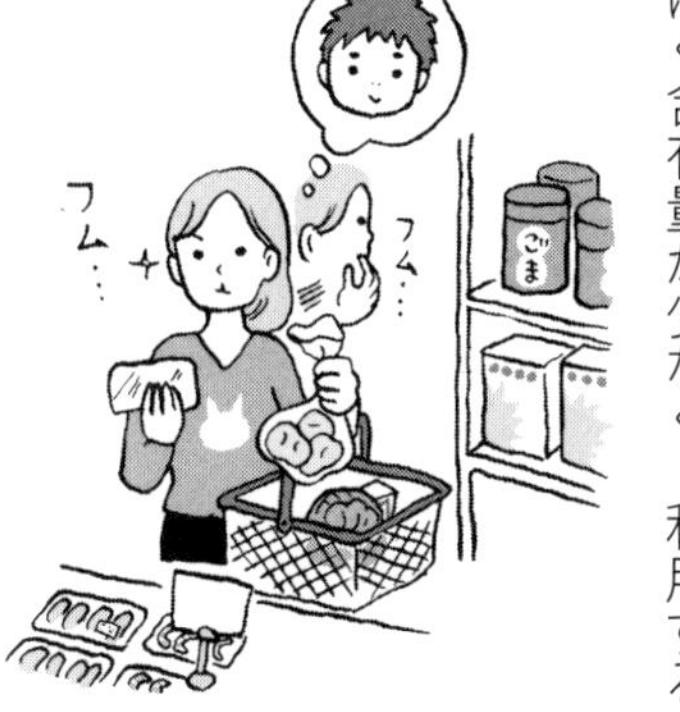

4日目のまとめ

- アレルギーを誘発しやすい食品とその特性を知ることで、アナフィラキシーを未然に防ぐことに役立ちます。
- 加熱や発酵といった調理法によっては、抗原性が低下する場合もあるので、毎日の食事に上手に取り入れましょう。
- 食べるだけではなく、近づけない（触らない）ことも重要。とくにアトピー性皮膚炎がある場合は、スキンケア製品の成分などにも気をつけてください。

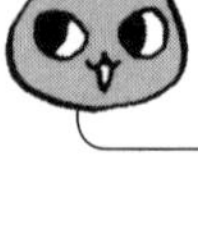

column

表5　牛乳アレルギー用ミルク成分と特徴

	加水分解乳				アミノ酸乳
種類	ミルフィーHP（明治）	MA-mi（森永乳業）	ペプディエット（ビーンスターク・スノー）	ニューMA-1（森永乳業）	エレメンタルフォーミュラ（明治）
最大分子量	3500以下	2000以下	1500以下	1000以下	—
たんぱく質	乳清たんぱく質分解物	カゼイン分解物 乳清たんぱく質分解物 アミノ酸	カゼイン分解物	カゼイン分解物 アミノ酸	アミノ酸
乳糖	含まない	ごく微量含む（0.06mg/100ml）	含まない	含まない	含まない
大豆成分	含まない	含まない	含む（大豆レシチン）	含まない	含まない
調整乳100ml中のカルシウム	54mg	56mg	56mg	60mg	64.6mg

乳幼児の牛乳アレルギーは、アレルギー用ミルクで代用を

牛乳（ミルク）アレルギーで最も低アレルゲン食品として利用できるのは、牛乳たんぱくを分解したアレルギー用ミルクです。アレルギー用ミルクには、完全にアミノ酸まで分解したアミノ酸乳、カゼインを分解したもの、乳清たんぱくを分解したもの、カゼインと乳清たんぱくの分解乳があり、どの成分にアレルギーがあるかで選んでください（表5）。

column

交差反応が強いナッツに注意

ナッツ間の交差反応性は強く、50％以上です。どれか1種類のナッツにアレルギーが出たら気をつけなければなりません。くるみやカシューナッツはアナフィラキシーを起こしやすく、中でもカシューナッツはほかのナッツ類が陰性でも単独のアナフィラキシーを起こすことがあり、注意が必要です。

column

魚の完全除去食では、ビタミンD不足によるくる病に注意

乳児期より魚と牛乳の完全除去食を続けていた幼児で、初診時にくる病を発症していた食物アレルギー児がいます。くる病はビタミンD不足によりカルシウム吸収障害が起こり足の骨の変形、歩行の異常がみられるようになります。O脚、肋骨のこぶ、低身長などを示します。骨のX線検査と血液検査で診断されます。血液中のカルシウム量の低下と骨の成長に関係するアルカリフォスファターゼという酵素の著明な増加がみられますので、除去食中は定期的に検査を受けましょう。ビタミンD不足によるくる病の診断がついたらビタミンDの液剤が処方されます。薬を飲むことでくる病の治療ができます。

アレルギーのギモン❻

Q ワクチンを接種するのですが、卵アレルギーがあると予防注射ができないと聞いたのですが、どうしたらいいですか?

A 麻しん・風しん（MR）、おたふくかぜ、インフルエンザのワクチンにおいて孵化鶏卵などが使用されています。しかし、ほとんどの卵アレルギー児は問題なくかかりつけ医で受けられます。ただ、卵アナフィラキシー既往のある場合、卵白IgE抗体価がクラス5以上で完全に鶏卵を除去している場合、これまでワクチンで副反応が出た場合などでは、万全を期して地域の予防接種センターで接種が行われています。

食物アレルギー教室

5日目 食物アレルギーは治りますか？予防できますか？

緊急時の治療とアレルゲン食物除去による食事療法が治療の基本

食物アレルギーの治療は、アレルギー症状が出たときの緊急時の治療と、アレルゲン食物の除去をメインにした食事療法を行います。小児では自然耐性化が治癒となるため、耐性化レベルを経年的に判断してもらい、摂取できるレベルのアレルゲン食物を選択し利用していきます。

乳幼児期に発症した即時型食物アレルギーでは、概ね小児期（中学卒業まで）に8〜9割は耐性化が得られます。園や小学校入学前までの耐性化は、大豆70％、小麦と牛乳で60％、鶏卵50％程度で、給食での除去食を必要とするお子さんも少なくありません。こういったお子さんに近年、原因となるアレルゲン食物を計画的に経口摂取することで食物アレルギーを治療する、経口免疫療法が注目されています。後で詳しく述べますが、この治療法に関しては有効性が報告されていますが、最終的に耐性化が得られるか不明で、世界的には一般治療としてすすめられていません。

図3　急性期食物アレルギーの治療手順

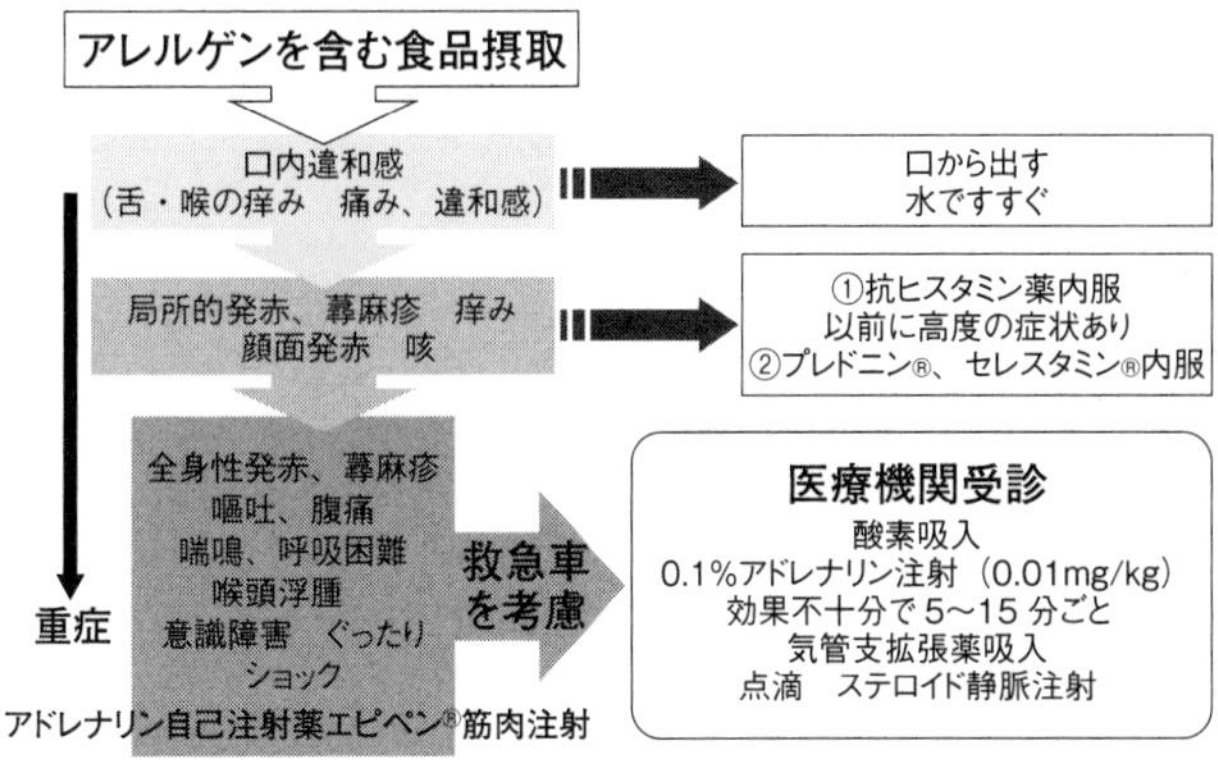

治療

1　基本の対処法

◆急性期の治療

症状が出たときの急を要する対応

急性期の治療薬として症状の重症度により、内服薬、吸入液、アドレナリン自己注射薬エピペン®が処方されます。

治療手順：アレルゲン食物を口にすると多くのお子さんは、口に手を入れたり、イガイガするなど訴えます。口に残っていたらすぐ出して口をすすぎます。口が腫《は》れる、痒《かゆ》い、赤くなるなどしてきたら抗ヒスタミン薬をすぐ飲ませます（図3）。

表6　エピペン®を使う判断基準

エピペン®が処方されている患者でアナフィラキシーショックを疑う場合、下記の症状が一つでもあれば使用すべきである。

消化器の症状	●繰り返し吐きつづける ●持続する強い（がまんできない）おなかの痛み
呼吸器の症状	●のどや胸が締めつけられる ●犬がほえるような咳 ●ゼーゼーする呼吸 ●声がかすれる ●持続する強い咳き込み ●息がしにくい
全身の症状	●唇や爪が青白い ●尿や便を漏らす ●ぐったりとしている ●脈を触れにくい・不規則 ●意識がもうろうとしている

エピペン®自己注射薬の使用判断と使用法「一般向けエピペン®の適応」
日本小児アレルギー学会アナフィラキシー対応
ワーキンググループ　2013.7.24

それでも症状が広がり、咳、嘔吐《おうと》などの症状が出てきたら、医療機関に行く準備をします。これらの症状がひどくなってきたら、エピペン®を持っている場合は右か左の大腿部の前外側の筋肉に注射します（内股には注射しない！）。エピペン®がない場合は、すぐに医療機関を受診します。エピペン®筋肉注射の判断として呼吸器、消化器、全身症状のどれか一つでもみられたら筋肉注射するよう指針が出ています（表6）。

＊エピペン®は登録医であれば、開業の先生からも処方してもらえます。処方時に筋肉注射の方法や保管についての注意点など

指導を受けましょう。

◆長期管理の治療

アレルゲン食物の除去

食物アレルギーは、一度症状が誘発されると繰り返しやすい傾向があり、過敏性が続いている間は、治療として一定期間は原因食物の除去が必要となります。除去食療法の具体的な方法は6日目で述べます。

薬による発症の予防

抗アレルギー薬が日本ではたくさん開発されていますが、いずれも食物アレルギーを治す薬ではなく、アレルギー症状を軽減させる程度の薬です。日本では抗アレルギー薬の多くが長期の発症予防の目的で使用されます。

◆消化管でアレルゲンの吸収を抑える

インタール　食物アレルギーの関与するアトピー性皮膚炎に適応

◆痒みや蕁《じん》麻《ま》疹《しん》などの症状を軽くする

抗ヒスタミン作用などで症状を軽くする抗アレルギー薬
アレジオン®、アレロック®、ザイザル®、ジルテック®、アレグラ®、エバステル®

第一世代の抗アレルギー薬（ザジテン®、セルテクト®）は脳中枢に移行し眠気や精神活動が抑制されるため、幼児期以降は長期の使用は避けるようになりました。

2　自然治癒のメカニズム

消化管免疫が発達して完全に機能することで、耐性化を得られます

私たちの体は生まれてすぐのころは、免疫機能が十分には発達していないため腸管の消化吸収機能も未熟で、摂取した食物アレルゲンがアレルゲン性を保ったまま体内に入りやすい環境にあります。離乳食が始まると赤ちゃんは、新たに摂取する食物が増えるため、この時期より食物アレルギーが発症しやすくなります。

口から摂取されたたんぱくは胃液や腸液中の消化酵素によってアミノ酸に分解されますが、一部はアレルゲン性を保ったペプチドとして腸から体内に取り込まれます。このような異物（たんぱく）に関して腸は、もともとアレルゲンと認識して反応しないように免疫が働く免疫寛容を持っており、多くはアレルギーを起こすことはありません。食物アレルギーでは、その免疫寛容が働かないため、特定の食物にアレルギーを示すようになるとされています。この免疫寛容に関わる免疫細胞として、抑制性Tリンパ球が重要であることがわかってきました。小児では免疫機能が発達段階にあるため年齢とともにこの抑制性Tリンパ球が増え、腸管免疫のアレルゲン食物の反応を抑える機能、免疫寛容が得られるようになるとされています。

食物アレルギーの耐性化とは、消化管の免疫寛容が完全に働くことです。年齢的な腸管免疫の発達により獲得されるとされていますが、食品や個人により差があり、その違いがどのようにして生じるのかはまだわかっていません。

3　食物アレルギーの新しい治療「経口免疫療法」

最近注目を集める、腸の免疫寛容を利用した治療法

食物アレルギーは多くの場合、年齢とともに耐性化が得られます。しかし、経年的な耐性化が得られず、完全除去を要するお子さんもおられます。そういったお子さんに対して、自然耐性化のメカニズムを利用して消化管の免疫反応が抑制的に働くように誘導し、アレルゲン食物を食べ続けることで、食べられるようにしていこうという試み、経口免疫療法（経口減感作《げんかんさ》療法）と呼ばれる方法が最近注目を集めています。

具体的には、食物経口負荷試験で症状が出ない微量のアレルゲン量から、毎日摂取量を決めて継続的に自宅で摂ってもらい、これまで摂取できなかった量を症状なく利用できるように、免疫寛容を誘導して治療しようとする方法です。

耐性化がなかなか得られない場合の治療法の選択肢の一つ

経口免疫療法は、積極的な治療法として専門医療機関で行われていますが、現在のところ、我が国、欧米のガイドラインでも研究レベルで、一般の治療としては推

奨しないとする見解を出しています。その理由は、治療中にアナフィラキシー誘発がみられ、安全性が確立されていないこと、治療期間に摂取できたレベルのアレルゲン食物を一定期間除去して再度摂取すると症状が出ることが多く、耐性化の有効性が確認されていないことなどです。

しかしアレルゲン食物の完全除去を余儀なくされているお子さんでは、この経口免疫療法により、ある程度の日常食品が利用できるようになることで、ＱＯＬ（生活の質）向上に役立っている場合もあります。

私も多くの牛乳アレルギーのお子さんの治療で、同様の効果を得ていますが、治療中のアナフィラキシー誘発など問題もあります。この治療法はお子さんに適切であるか判断してもらえる医療機関で、十分な観察のもと行うことが重要です。

4　食物アレルギーが治ってきたかどうかの評価方法

定期的なＩｇＥ抗体検査と食物経口負荷試験で食べられるようにしていく

即時型食物アレルギーの場合、経口負荷試験を行う目安として鶏卵、牛乳、小麦で12〜18ヵ月、大豆で1年、ピーナッツ、魚、ナッツ類で3年の除去期間を要することが多いようです。最近はIgE抗体価の低下、とくに卵白のオボムコイド、小麦のω《オメガ》-5グリアジン、ピーナッツのAra h 2のIgE抗体価が低下してくれば、耐性化の確認の目的で食物経口負荷試験を行うことができます。このIgE抗体価の経過にも個人差がありますので除去中の検査は、乳児で3ヵ月、幼児で6ヵ月ごとに行い予後を評価してもらいましょう。

　年齢とともにIgE抗体価が順調に低下してきた場合は、食事状況も参考にしながら必要に応じて食物経口負荷試験が行われます。乳幼児ではオープン法が除去食解除に利用されています。食物経口負荷試験で陰性になった食物は早期に除去食解除することができます。いつまでも不適切な除去を続けないように、定期的な受診による指導を受けることが大切です。

　私は25年前から鶏卵、牛乳アレルギーでの低アレルゲン食品を用いた食物経口負荷試験を行っています。アレルゲン食物の抗原量を確認した食物の負荷試験を行うことで、食べられる食物を増やすことができます（74ページ参照）。

抗体価の低下がみられず、微量のアレルゲン食物で明らかな誘発がみられる場合は、アナフィラキシーの誘発に注意し、より細かな指導を受けてください。

予防

1 妊娠期の除去食によるアレルギー発症予防の効果はありません

アトピー性皮膚炎や食物アレルギーが遺伝的な素因によることは明らかです。そのリスクは両親にアレルギー疾患がある場合は40～65％、どちらかにある場合は約30％とされています。このようなリスクのある家系での妊娠中のアレルゲン除去食でアレルギー発症予防効果があるのか、たくさんの検討が行われてきましたが、効果がないという結論になっています。

対象となるアレルゲン食物が鶏卵、牛乳、魚など成長期に欠かせない良質のたんぱく源であり、妊娠中の除去食は母体・胎児の栄養低下を招く危険性からも米国小児科学会、欧州小児アレルギー学会、日本アレルギー学会のガイドラインでは除去食をすすめていません。米国小児科学会では以前、ピーナッツアレルギーが多く、アナフィラキシーの代表的なアレルゲンであることから、ピーナッツのみは妊娠中の除去をすすめていましたが、２００８年に科学的根拠がないことから妊娠中の除去は撤回しています。アレルギーリスクの高い家系では、妊娠期より偏食を避け、バランスよく食品を摂取するようにします。授乳期についても同じです。

２　皮膚のバリア機能の低下による経皮感作のリスクを減らす

乳児早期のアトピー性皮膚炎の多くは、湿疹出現の数週間から数ヵ月後に特異的ＩｇＥ抗体が陽性になることから食物感作の部位は皮膚である可能性が高いことが指摘されていました。現在、消化管からの感作よりも経皮感作のほうが強い食物アレルギーになるリスクが高いことが明らかにされています。

乳児期のピーナッツオイルを含むスキンケア用品の使用群にピーナッツアレルギー発症率が有意に高いことが報告されており、最近でも家庭でのピーナッツ購入量やハウスダスト中のアレルゲン量が多いと、とくにアトピー性皮膚炎ではピーナッツアレルギーの発症率が高いことがわかっています。乳児アトピー性皮膚炎では、スキンケアと適切な外用薬で湿疹を治療し経皮感作のリスクを減らすことが大切です。

3　食生活で気をつけたいこと

離乳食の開始時期は遅らせない

離乳食開始時期や食品の選択についても、『食物アレルギー診療ガイドライン2012』では、発症予防のために離乳食開始時期やアレルゲン食物の摂取開始を遅らせることはすすめていません。離乳食を遅らせると、逆にその後の食物アレルギーが増強することが報告されているのです。離乳食は一般の離乳食開始時期の5～6ヵ月には、米、野菜、魚、大豆食品からスタートします。

兄弟に食物アレルギーがある場合の離乳食は慎重に

兄弟に食物アレルギーがある場合は、鶏卵は固ゆで卵黄から、乳製品は完全母乳の場合は粉ミルクを離乳食に少量利用することから始めます。ただし、すでに、湿疹が続きアトピー性皮膚炎の診断を受けた場合は、アレルゲン感作がないか離乳食開始前に検査を行いましょう。

5日目のまとめ

- 即時型食物アレルギーでは、小児期（6～15歳）に8～9割は耐性化が得られます。
- 食物アレルギーは消化管免疫が発達して完全に機能することで、耐性化を得られます。
- 耐性化がなかなか得られない場合の治療法の選択肢の一つとして「経口免疫療法」が注目されています。
- 妊娠期にアレルゲン食物を除去することによる、食物アレルギー発症の予防効果はありません。

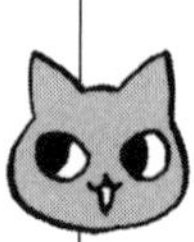

column

アレルゲン食物の除去解除は少量から

家庭では少量より摂取し、日誌にて観察しながら、解除指導を受けた食品について普通の量が摂れるように増やしていきます。小麦、鶏卵、牛乳の即時型症状がある場合も、80％は小児期までに耐性化するようです。しかし、残りの20％程度は小児期に十分な耐性化が得られない場合があります。その場合はＩｇＥ抗体価の経過をみながら、あわせて耐性化のレベルを確認するための食物経口負荷試験を行います。医療機関で定期的な指導を受けましょう。

アレルギーのギモン❼

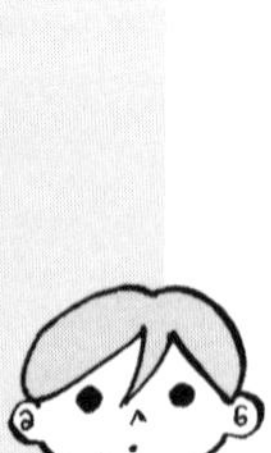

Q **2歳の子は乳児アトピー性皮膚炎で、1年前の血液検査で鶏卵と小麦にアレルギー反応がありました。2ヵ月ほど前から少量のクッキーやパンを食べさせても無症状ですが、量を増やしても大丈夫ですか？**

A 小麦については、クッキー、パンなどには小麦のアレルゲンが十分入っていますので、年齢的な耐性化が得られてきた可能性があります。ただ、少量では症状が出ない場合も量が増えると出ることがあります。また鶏卵では焼き菓子、パン類は食べられるようになっても、卵料理などでは症状が出ることがあります。もう一度ＩｇＥ抗体検査や食物経口負荷試験を受けて、食品の利用に問題がないか指導を受けましょう。

食物アレルギー教室

6日目 食物アレルギーでも楽しい食卓を

除去食は食物アレルギーの治療食です

アレルギー検査が広く行われるようになるにつれ、食物アレルゲン陽性の食品にどのように対応するかお母さん方が混乱し、不適切な除去をされている受診児が多くみられるようになりました。

食物アレルギーは「正しい原因アレルゲンの診断に基づいた必要最小限の除去食」（食事療法）が治療の基本です。大切なのは、除去食で成長期のお子さんの栄養をどう補っていくかということです。食べられるものを工夫しながらメニューに取り入れ、限られた食材で栄養もあっておいしい食物アレルギー児のための治療食のノウハウを示しています。巻末に当院栄養士が開発したレシピも紹介しています。

食事療法のノウハウ

1 食事の考え方

「いま食べられるものを安全に食べる」治療の第一歩はここから

食物アレルギーでは、アナフィラキシーといった症状を予防するために原因食物を食べないようにする食事療法（除去食）が基本の治療になります。一方で、「いま食べられるものをより安全に食べる」ということもとても大切なことです。ややもすれば検査結果を重視するあまり、あれもこれもダメということになりがちですが、検査で陽性反応が出たアレルゲン食物でも、調理法によっては食べられる（症状が出ない）こともあります。

当院では、お母さん方に食物日誌をつけてもらいながら、慎重に食物経口負荷試験を行って、「安心安全」に食べられるものを一つでも多く見つけていくことも、大切な治療であると考えています。

2　メニューを考えるポイント

特別なメニューではなく、食べられない食物を何で置き換えるかを考えます

除去食メニューで大切なことは、食物アレルゲンが除去されていることと同時に、成長期のお子さんに必要な栄養素が満たされているかです。とくにたんぱく質、カルシウム、ビタミンD、鉄分に注意します。

メニューは、まずは①食物アレルゲンを取り除き、②その栄養素を何で補うか、を考えます。たとえば、鶏卵・牛乳・小麦に食物アレルギーがある場合は、鶏卵たんぱく質の代替たんぱく源として、大豆・肉・魚を利用します。お子さんが好きな卵焼きやオムライスの除去食として、かぼちゃ、じゃがいも、白身魚などを使えば、栄養もあり見た目にも同じように作ることができます。

このように特別に考えるというよりは、食物アレルゲンを何で代用し、栄養を何で補うかを考えていけば、制約はありますがそれほど難しいことではありません。

３　アレルゲン食物に含まれる栄養素を覚えましょう

メニューは、まずはアレルゲン食物を除いた場合に、不足する栄養素を何で補うかを考えます。

たんぱく質

鶏卵、牛乳、大豆はたんぱく質が多い食品です。鶏卵１個（50ｇ）、牛乳１本（２００㎖）、木綿豆腐¼丁（１００ｇ）には、約６ｇのたんぱく質が含まれています。基本としてこれらにアレルギーがある場合は、肉、魚ではそれぞれ30〜45ｇを代替食として利用します（１２３〜１２４ページ参照）。

カルシウム

牛乳の除去が必要な場合は、カルシウム不足が起こりやすいため、他の食品で補充します。カルシウムの一日の必要量は、１〜２歳で４００㎎、３〜５歳で５５０〜６００㎎です。カルシウムは、ビタミンＤが不足すると吸収できなくなるため、骨の成長に影響し、くる病の原因にもなります。アレルギー用ミルクは、カルシウムや母乳に不足しがちなビタミンD、鉄分が十分含まれているので、普通の粉ミルクが摂れない場合、積極的に利用します。

ビタミンD

ビタミンDは魚に多く含まれています。魚アレルギーで魚の除去をする場合は、ビタミンDの不足に注意が必要です。ビタミンDは母乳中には微量しか含まれないため、魚除去中にはビタミンDが不足しくる病を発症することがあります。ミルクは、アレルギー用ミルクを含め十分なビタミンDが含まれています。魚アレルギーでも、かつおぶし、缶詰は利用できることが多く、ビタミンDやたんぱく質も多いため、積極的にこれらの水産加工食品を料理に取り入れます。アレルギー用ミルクも利用しましょう。

鉄分

母乳栄養中心でなかなか離乳食が進まない除去食中の乳児は、鉄分不足による貧血を示すことが多く、注意が必要です。母乳中の鉄分は非常に少ないため、赤身魚、肉などヘム鉄の多い食品（吸収がよい）を離乳食、幼児食に積極的に利用しましょう。

炭水化物

小麦アレルギーでは、調味料以外の小麦を含む食品は除去が必要なため、代替として米や雑穀、いも類などを利用します。米のアレルギーもある場合は、低アレルゲン米（ケアライス、A-カットごはん、ゆきひかり）、雑穀を利用します。

◆低アレルゲン食品を積極的に利用しましょう

アナフィラキシー誘発食物は、完全除去が必要ですが、アレルゲン食物でも低アレルゲン化した食品や食べられるレベルの食事指導があった場合は積極的に利用します（アレルギー用ミルク、調味料、発酵食品、水産加工食品、乳糖、油脂類など）。食べることが耐性化を早める可能性もあるためです。

低アレルゲン化した食品でもアレルギーの程度によっては利用できないこともあるため、医師に確認してもらってください。

最初は大変かもしれませんが、このような除去食での不足を補う基本を知っておき、除去食メニューを学ぶことでおいしい食事療法を行うことができます。

4　アトピー性皮膚炎の赤ちゃんの哺乳と乳児の離乳食

赤ちゃんと母乳

授乳中のお母さんの除去食が必要な場合もあります

母乳には、母親の摂取した食物アレルゲンが2～3時間後に微量検出されることが報告されており、アレルギー乳児では母乳による即時型食物アレルギーを経験することがあるので注意が必要です。

母乳の影響を確認するためには、アレルゲン食物を2週間母親に除去してもらい（除去試験）、その後母親にアレルゲン食物を食べてもらって（食物負荷）、授乳後の影響を観察します。除去試験で赤ちゃんの皮疹の改善に効果がみられ、母親がアレルゲン食物を食べた後の母乳で湿疹の悪化がある場合は、母乳を介したアレルゲン食物の影響を認めることができます。その場合は、母親へのアレルゲン除去食指導を行いますが、完全除去食の必要はないことが多く、アレルゲン性の強い食品や料理を避ける程度で、母親への食生活のストレスをかけないことも大切です。

乳児の離乳食対応

◆即時症状を起こした食物がある場合

まずは除去が必要です。ただ鶏卵、牛乳などの場合、焼き菓子などで症状が出たのか、卵料理、生乳製品で症状が出たのか、アレルゲン抗体価が強い陽性を示すのかによって、完全除去が必要か、ある程度は利用できるか判断してもらいます。

◆アレルゲン検査が陽性で除去をすすめられた場合

アトピー性皮膚炎では、検査でＩｇＥ抗体が陽性を示すことが多いのですが、これまで食べたことがあり、症状が出なかった食品は陽性でも除去の必要はありません。まだ食べたことのない食品で抗体価が強陽性の場合は、除去を行い、栄養的に代替食の利用法の指導を受けます。この場合も経過により症状がない場合は、抗体価を参考に食物経口負荷試験が受けられますので、食べられる食品を増やしてもらいましょう。

6日目のまとめ

- 除去食メニューのポイントは、「アレルゲン食物を除去する」ことと「除去した食物の栄養素を代わりの食品で補う」ことです。
- 栄養素の中でも、カルシウムとビタミンD不足にはとくに気をつけます。
- アレルギー用ミルクは完全食。特有の臭いは多少ありますが、飲めない場合は料理に上手に利用して、成長期に必要な栄養素を補いましょう。

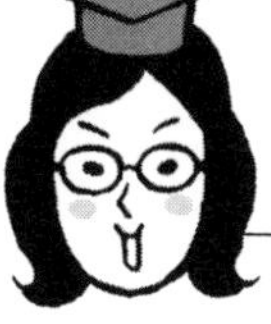

column

離乳食は通常通り生後5〜6ヵ月ごろからスタート

乳幼児期に食物アレルギーと診断されることが多くありますが、医師から指示された原因食物を除去したうえで、離乳食は通常通り生後5〜6ヵ月ごろから始めます。また、離乳食を始める前から治りにくい湿疹などがある場合は、医師と相談して、皮膚の状態を改善しながら離乳食を進めるようにします。授乳中の場合、お母さんに食物除去が必要かどうかは医師に相談しましょう。

自己判断で除去食を行うのは栄養面での問題や症状の重症化にもつながります。必ず専門医の診断を受けてください。信頼できる医師のもとで、原因となる食物のアレルゲン診断を受け、それに基づいた適切な対応法の指導を受けることが大切です。

アレルギーのギモン❽

Q 2歳の娘に牛乳と鶏卵のアレルギーがあることがわかりました。栄養面で心配ですが、どういうことに気をつければいいですか？

A 牛乳の除去が必要な場合は、牛乳に多く含まれるカルシウムを摂れないため不足することがあります。2歳での一日の必要カルシウム量は４００㎎です。図4を参考にして毎日の料理に利用しましょう。鶏卵の除去が必要な場合は、鶏卵はたんぱく質が豊富ですので、それに代わるたんぱく質の多い食品を利用します。鶏卵１個50ｇのたんぱく質は約６ｇです。同量のたんぱく質を他の食品から摂る場合は、肉類30ｇ、魚30～45ｇ、木綿豆腐１００ｇ、きな粉15ｇ、納豆35ｇに相当

**図４　牛乳除去食中は、同量の
カルシウムを含む食品を利用します**

牛乳 90ml
（カルシウム100mg）

→

しらす干し	20g
煮干し	5g
干し桜えび	5g
干しひじき	8g
高野豆腐	15g
木綿豆腐	80g
納豆	110ｇ
小松菜	60ｇ
大根葉	45ｇ
アレルギー用ミルク	160 ～ 190ml

＊アレルギー用ミルクはカルシウムが
十分含まれています。
積極的に料理やデザートにも利用して。

	カルシウム100mgを含む調整粉乳
ミルフィーHP	190ml
MA-mi	180ml
ペプディエット	180ml
ニューMA-1	170ml
エレメンタルフォーミュラ	160ml

しますので、それらの食品を
選択して利用します。

アレルギーのギモン❾

Q 母乳で育てている3ヵ月の息子が、「新生児・乳児消化管アレルギー」と診断されました。母親の私も何か除去する必要がありますか?

A このタイプの食物アレルギーは、原因食品の完全除去が必要です。ミルクではアミノ酸乳が必要なことが多く、母乳中はお母さんの乳製品も除去してください。ただ1~2年で耐性化が得られやすいため、徐々にミルクのレベルをニューMA-1やペプディエット、さらにミルフィーHPなどに上げることができます。除去の程度を解除できるまで指導を受けてください。

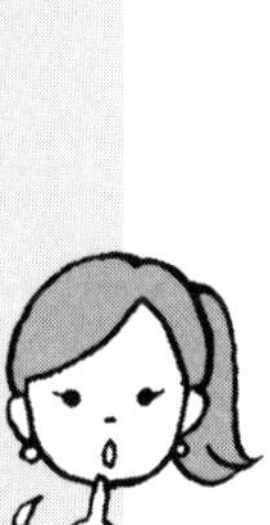

食物アレルギー教室

7日目

食物アレルギー児の園・学校生活の過ごし方

最も切実な問題「給食」

園・学校の食物アレルギー児は年々増加しています。給食時に食物アレルギーが発症することは少なくありません。乳幼児期の保育園・幼稚園および多くの学童と過ごす学校での集団生活では、給食時の対応をどのように行うかが最も切実な問題となります。安全な給食対応、発症したときの緊急対応を適切に行ってもらうために、医師の診断をもとにしたお子さんの正確な情報を園・学校に伝える必要があります。現在は、園・学校における食物アレルギー対応指針（ガイドライン）が公開されており、保育士、先生方の理解も進んできています。

1●診断書、指示書を提出します

　除去を要する食品、誘発症状、対応法について、医師による正しい情報を診断書（指示書）で提出します。園・学校の生活管理指導表が全国的に利用できるようになっており、入学、進級時には提出する書類として渡されますので、かかりつけ医に書いてもらいましょう。とくに安全な給食対応のために、お子さんの除去を要する食品（アレルゲン食品）を診断書（指示書）で伝えます。どの食品の除去が必要か具体的に表で提示すると除去食対応がしやすいため福岡市の園診断書では食品表を提出しています。摂取できる食品を給食で食べられることは園児のＱＯＬ向上にも役立っています。

　アナフィラキシーや多種食物アレルギーで、給食対応が困難な場合は、弁当持参が選択される場合もあります。

　診断書では、①食物アレルギーの病型、②アナフィラキシーの有無、③除去を要する食品と診断根拠（明らかな症状の既往、食物経口負荷試験陽性、ＩｇＥ抗体検査等結果陽性、園用では未摂取食品）、④緊急治療として内服薬、エピペン®などの治療指示が記載されます。

学校の生活管理指導表・記入例

◆基本事項

食物アレルギーの病型：学童の食物アレルギーは①即時型症状、②口腔アレルギー症候群、③食物依存性運動誘発アナフィラキシーのタイプで発症しているため、どの病型であるか該当するものに○が付けられます。

アナフィラキシーの有無：食物によるアナフィラキシー既往歴がある場合は、重症のタイプであることを示します。原因食物についても記入されます。

除去を要する食品と診断根拠：現在、除去を要する食品について、①症状の既往がある、②食物経口負荷試験で確認、③IgE抗体検査等の検査値から除去が必要、が記入されています。給食対応と事故を防ぐために必要な情報です。

食物アレルギーの発症時の治療：医師から必要とする治療の指示

①内服薬（抗ヒスタミン薬、ステロイド薬：蕁麻疹《じんましん》などの治療薬）
②アドレナリン自己注射薬エピペン®：アナフィラキシー発症時
③その他（吸入薬など）

◆学校生活において注意する点

給食

除去食を提供している場合は、利用するか、しないか、母親と医師で話し合って対応法を決定します。学校給食での対応が困難な場合は、弁当持参を選択します。除去食対応中は事故が起こる可能性があります。またアレルギー児への接触を避けるため、給食中や給食後の机、周囲に散乱した食物を取り除く対応も必要です。

食物・食材を扱う授業や活動

鶏卵、牛乳、小麦などを使う料理授業では、直接食材に触れないように配慮が必要です。皮膚接触による蕁麻疹《じんましん》や小麦粉などの吸入により喘息《ぜんそく》発作が誘発されることがあります。ピーナッツアレルギー児がいる場合は、殻つきでも授業などでの使用を避けます。

運動（体育・部活動）

運動により食物アレルギーが誘発される場合は、運動前の除去食の徹底または食後の運動を控えるかの選択が必要になります。

宿泊を伴う校外活動

除去食・対応食について宿泊施設との事前の話し合いを行います。修学旅行や自然教室では、食物アレルギー対応ができるところが多くなっています。緊急時の薬、エピペン®対応、救急病院なども事前に対応法を確認しておきます。

これらの診断書は再評価期間として一般に12ヵ月ごとの提出とされています。

福岡市の園の除去食診断書では、具体的な除去食品のリストを家族の確認を得ながら作成し園に提出します。除去の必要なそれぞれの食品欄に×、利用できる食品欄に○をして具体的に連絡しています。

◆アナフィラキシー児の食事以外の注意点

1　行事や実習での接触と誤食に注意を

食べなくても、アレルゲン食物に接触したり、吸い込んだりしてアレルギー症状が出現することがあります。牛乳パックを閉じるときの牛乳の飛散、豆まきで大豆やピーナッツの粉を吸い込んだり、誤食したりすることがないように注意します。アレルゲン食物の鶏卵、乳製品、小麦などの材料を使ったお菓子作りなどでは、直接参加しないよう、配慮が必要になります。このような注意も診断書に記載してもらいます。

2　投薬とエピペン®注射

アレルギー症状が出たときの投薬、医療機関受診のタイミングについても園や学校の協力を得る必要があります。蕁《じん》麻《ま》疹《しん》などが出たときの内服薬（抗ヒスタミン薬、ステロイド薬）を記入し、できれば園でも保管してもらい、早めに内服できるよう協力してもらいます。エピペン®処方のある児童の場合は、スタッフ全員が対応できるよう研修が必要です。

2● 怖がらないで！　知っておきたいエピペン®のこと

アドレナリン自己注射薬『エピペン®』

エピペン®は一定量のアドレナリンが筋肉注射できるようにセットされています。アナフィラキシーから、命に関わるアナフィラキシーショックへの進展を防ぐための大事な命綱。近年、園、学校に携帯する小児も増え、教職員やスタッフが的確にエピペン®筋肉注射に対応できるよう、医師や専門看護師による研修が行われています（エピペン®を使う判断基準については98ページ参照）。

医療機関以外の場所でアナフィラキシーが起こった場合に、本人、家族や周囲の関係者が行うことができます。体重15〜29kg用の0・15mgと、30kg以上用の0・3mgの2タイプがあり、アナフィラキシーの症状に気づいたら5分以内に判断して筋肉注射します。エピペン®治療の遅れが死亡につながった例があります。アナフィラキシー症状を確認したあとの早急な治療が必要です。研修を行うと、早く注射しすぎて副作用を心配される方がいるのですが、アドレナリンは10分過ぎると代謝されますので問題はありません。

学校では、給食での配膳ミスや誤食がアナフィラキシーの原因になっています。アナフィラキシーを予防することとともに、アナフィラキシー発症時の治療対応が早急にできるようガイドラインが配布されています。

学校に携帯する際の注意点

エピペン®は常に携帯することが原則です。どこでアナフィラキシーが起こるかわかりません。鞄《かばん》の一定の場所に入れておき、園や学校では、どこにあるか先生が認識しておく必要があります。園・学校用にもう一本処方された場合は、すぐ取り出せる場所に保管し、スタッフ全員が知っておくことが大切です。

保管では、冷蔵庫に入れないこと、炎天下で直射日光に当てないようにすること、暑い日に外に置く場合は断熱素材の袋に保冷剤と一緒に入れておくこと、温度は15〜30度（40度以下）、いたずらをされないように注意することが必要です。またエピペン®は使用期限が約1年です。期限切れ前に再処方してもらいます。使用後はもちろん、期限切れのエピペン®は処方された医療機関で処分してもらいます（家庭ごみに捨てたりしないこと）。

3●食物アレルギーの誘発事故を防ぐために気をつけたいこと

食品を購入する際は表示をよく確認し、安全な食品を選ぶ

加工食品では鶏卵、乳製品、小麦、そば、ピーナッツ、えび、かには表示義務化対象食品です。食品原材料に使用されている場合は必ず記載されるため、注意して表示を読みます。

表7　加工食品によく利用されるアレルゲン由来のもので注意の必要なもの

〈乳由来〉
カゼインNa（ナトリウム）：牛乳のおもな成分で熱耐性たんぱく。菓子、練り製品など多くの加工品に利用されているため注意。
粉末油脂：カゼインを含む植物油脂、多くの加工油脂として使用されている。
乳たんぱく分解物　CPP（カゼインホスホペプチド）、
CPP-ACP（リカルデント）：歯科用歯磨き（MIペースト）、ガム（リカルデントガム）に使用。牛乳の加水分解でペプチド化したもので乳のアレルゲン性は残っている。アナフィラキシー例あり。
ホエイパウダー：（牛乳からカゼインを沈殿させたあとの乳清成分）

〈卵由来〉
リゾチーム：卵白のたんぱくの一つ、食品の品質保持に利用。
未焼成卵殻カルシウム：（焼成卵殻カルシウムは高温で焼成され安全です）

表示の中には調味料の中で使用された小麦、大豆が表示されている場合もあります。味噌、醤油など発酵食品ではアレルゲン性が著減するため、調味料であれば摂れる場合が多いようです。重度のアナフィラキシー児のためにも、原材料表示では調味料の成分であることがわかるように示されることが望まれます。

加工された食材や食品添加物に注意

牛乳由来の「CPP－ACP（リカルデント）」

加工食品で表示される材料では、乳のつくものがたくさんあります。乳たんぱく分解物には乳アレルゲンが多く残存しており、アナフィラキシーの原因になっています。とくにカゼイン分解たんぱくＣＰＰ（カゼインホスホペプチド）は食品に利用されています。

ＣＰＰ-ＡＣＰ（リカルデント）は最近、歯科用の歯磨き（ＭＩペースト）やガム（リカルデントガム）に虫歯予防用として含まれています。しかし、少量でアナフィラキシーが誘発されているため、注意が必要です。乳糖は乳成分を微量含みますが、加工食品の乳糖でのアナフィラキシーは稀です。一方、乳化剤だけは乳とは関係のないレシチン（おもに大豆）が材料になっています。

4●実際にあった、アレルゲン表示がない食品での誘発事故

例1 焼き肉用の肉でアナフィラキシー。加工肉に注意

牛乳アナフィラキシー児で、肉屋で買ったスライス肉を焼いて食べた直後に咳き込み、ゼーゼーした呼吸と口唇に明らかな腫《は》れが出現し受診、治療で改善。肉屋に問い合わせたところ、オーストラリア産の塊肉をスライスしているとのことだった。その写真をファックスしてもらったところ、和牛脂とカゼインが注入された加工肉だった。店主はカゼインが牛乳であることを知らずに販売していた。店頭販売での表示義務はないが、保健所から指導をしてもらった。

例2 アレルギー用クリスマスケーキで蕁麻疹《じんましん》

アレルギー用クリスマスケーキを注文、ケーキにのったチョコレートを食べて蕁《じん》麻疹《ましん》が出現。ミルクチョコレートであった。ケーキはアレルギー用だったが、飾りのチョコレートにアレルゲンが含まれていることまで気づかなかったとのこと。

5 ● 家庭での注意

◆調理中は台所に近づけない。ハウスダストの中にも食物アレルゲンが

アレルギー児の除去中の食品を調理で用いるときは、台所に近づけないことが大切です。生卵の卵白や牛乳は周囲に付着しても判別できないことが多く、さわって顔が腫れたりします。食事のときも同様に接触や誤食に注意します。

家庭のハウスダストの中には、食生活で利用する食物アレルゲンが含まれることが報告されています。乳児のアトピー性皮膚炎では、皮膚のバリア機能の障害から皮膚からの食物アレルゲン感作《かんさ》（経皮感作）が起こりやすいことが指摘されています。

◆調理油の原材料と酸化に気をつける

油脂成分自体はたんぱくではないため、ＩｇＥ抗体はできませんが、油脂の原材料となる植物（ピーナッツ、アーモンド、ごま等）がアレルゲン食物である場合

は、油脂中に微量に残存したアレルゲンたんぱくがアレルギーを起こすことがあります。とくにピーナッツやナッツ類では、ごく微量のアレルゲンでアナフィラキシーを起こす場合があり、ピーナッツ油が入ったスープでアナフィラキシーショックを起こした例も報告されています。

大豆、ごま油などではナッツ類ほどのアナフィラキシーはありませんが、それぞれにアレルギーが強い場合は注意が必要です。加工油脂ではたんぱく残量はほとんどないとされていますが、植物の風味を重視した低温処理や粗しぼりではたんぱく残量が多くなるとされています。

このほか食物油脂は多価不飽和脂肪酸が多いため、酸化しやすい特徴があります。古い油脂ではアトピー性皮膚炎の皮疹を悪化させることがあります。またリノール酸の多い油脂の過剰摂取は、リノール酸が代謝されてアレルギーの炎症に関わる物質（アラキドン酸）になることで、炎症の底上げに関与するとされています。

以上のことから、油脂の利用法では、①原因アレルゲンを材料とした油脂を避ける、②古い油脂を使用しない、③リノール酸の多い一般油脂の過剰摂取を避け、オレイン酸（オリーブ油）やリノレン酸の多い油脂（菜種油、えごま油、魚の油）の利用をすすめます。

6●お医者さんとの上手なつき合い方

かかりつけ医は頼りになる存在

食物アレルギーでは、症状誘発を予防しながら食生活を安全に過ごす長期の対応が必要です。かかりつけのお医者さんは、日頃の病気の診断と治療、予防注射のスケジュール、お子さんの成長をしっかりフォローしてもらえる頼りになる存在です。急な症状が出たときに一番に受診して治療をしてもらえる強力な存在です。またIgE抗体検査、食物経口負荷試験などを行う専門病院と連携して、食物アレルギー状態を理解してもらい、耐性化まで成長経過をみてもらえることも大きいと思います。

専門の医療機関では、かかりつけ医と連携した診療が行われています

定期的なＩｇＥ抗体検査、食物経口負荷試験、除去食解除指導が行われます。また過敏性が続く場合も年齢的な耐性化が得られないか、安全な食物経口負荷試験を行ってもらえます。アナフィラキシーでは、緊急時のエピペン®治療を行えるよう指導を受けましょう。

また栄養士による食事指導が行われています。保険適用になっていますのでぜひ個別栄養指導を受けましょう。食物アレルギー教室など集団で参加する機会があると、同じ悩みを持つお母さんと一緒に勉強して知識、交流を深めることができます。

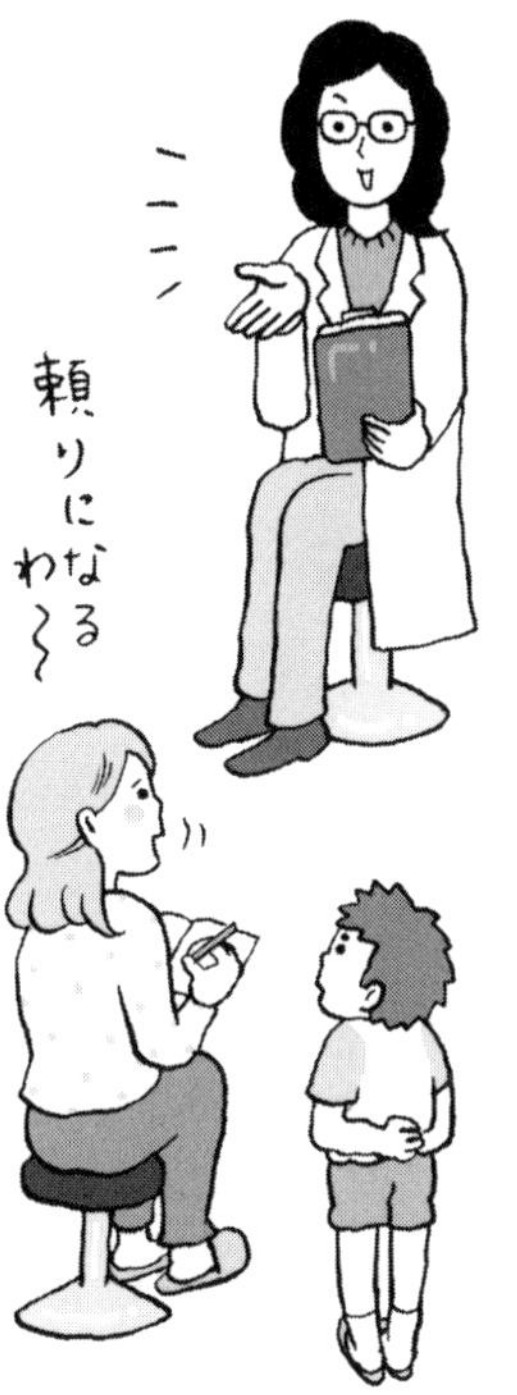

7日目のまとめ

- 園・学校には指定された診断書を提出します。
- エピペン®を処方された場合は毎日携帯させ、園や学校にも伝え、もしものときに備えます。
- 誘発事故を防ぐため、食品購入の際は表示をよく確認します。
- 過敏な反応がある場合は、加工された食材や食品添加物にも注意します。
- 家庭では、調理中は台所に近づけないようにしましょう。
- ハウスダストに含まれる食物アレルゲンからの経皮感作にも注意しましょう。
- 信頼できるかかりつけ医を見つけましょう。

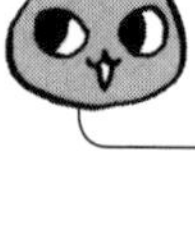

食物アレルギー教室

栄養満点！　おいしい！
国立病院機構福岡病院の人気レシピ

国立病院機構福岡病院のレシピの特徴は、除去代替食に低アレルゲン食品であるアレルギー用ミルクを使用することで、栄養素を上手に補充したレシピが多いことです。カルシウムやビタミンＤなど、除去食によって摂りにくい栄養素がバランスよく含まれています。アレルギー用ミルクは多少クセがありますが、メーカーによって味わいも異なります。ぜひ上手に取り入れて成長期のお子さんの食事に役立ててください。ここでは、人気のレシピのごく一部を紹介します。

1. クリームシチュー

材料（2人分）

A
- 鶏ささ身（ひき肉）……40g
- 玉ねぎ（みじん切り）……10g
- タピオカ粉……2g
- 塩……少々

玉ねぎ……60g
にんじん……20g
ブロッコリー……30g
菜種マーガリン……10g
野菜スープ……240ml
ひえ粉……8g
水……8ml
アレルギー用ミルク……8g
ぬるま湯……50ml
塩……少々

作り方

❶ 玉ねぎ、にんじんは食べやすい大きさに切る。ブロッコリーは小房に分け、ゆでる。
❷ 鶏肉団子を作る。Aを混ぜ合わせ、一口大のボール状にしてゆでる。
❸ 鍋に菜種マーガリンを溶かして①の玉ねぎ、にんじんを炒め、野菜スープを加えて、やわらかくなるまで煮込む。
❹ ③に②を加えて、十分火が通ったら、ブロッコリーを加えて塩で味をととのえる。
❺ ④に分量の水で溶いたひえ粉を加え、かき混ぜながら弱火でとろみがつくまで煮る。
❻ ⑤に分量のぬるま湯で溶いたアレルギー用ミルクを加え、火を止める*。

【野菜スープ】の作り方

材料（作りやすい分量）
キャベツ 200g、玉ねぎ 100g、にんじん 100g、水 1000ml

作り方
❶ 野菜は適当な大きさに切り、分量の水とともに30分ほど煮込み、こしておく。

Point

＊アレルギー用ミルクは、強く加熱すると苦みが出ます。

2. 白身魚のホワイトソース焼き

材料（2人分）

白身魚……80g
シェリー酒……2ml
塩……適量
玉ねぎ……40g
赤ピーマン……10g
パセリ……適量
菜種マーガリン……5g
ひえ粉……4g
水……40ml
アレルギー用ミルク……3g
ぬるま湯……20ml
ローリエ……適宜

作り方

❶ 白身魚はシェリー酒、塩をふりかけて蒸す。玉ねぎ、赤ピーマン、パセリはみじん切りにし、赤ピーマンはゆでる。
❷ ホワイトソース*を作る。鍋に菜種マーガリンを入れ弱めの中火で熱し、玉ねぎを炒める。しんなりしたら、ひえ粉、分量の水を加え、あればローリエを加えて中火で煮る。ぬるま湯で溶かしたアレルギー用ミルクを加え、塩で味をととのえる。ローリエを取り除き、ミキサーにかける。
❸ 白身魚を耐熱の器に入れ、②をかけ、赤ピーマンとパセリを散らす。180℃で予熱したオーブンで表面に焼き色がつくまで焼く。

Point

＊ホワイトソースは、いろんな料理に基本ソースとして利用できます。

3. お好み焼き

材料（4人分）

ソーセージ（豚肉100%）……60g
キャベツ……80g
にんじん……40g
ひえ粉……100g
タピオカ粉……20g
アレルギー用ミルク……12g
水……160ml
塩……0.8g
菜種油……適量
アレルギー用ケチャップ……32g
アレルギー用ソース……12g
青のり……適量

作り方

❶ 生地を作る。ソーセージとキャベツとにんじんはみじん切りにしてボウルに入れる。ひえ粉、タピオカ粉、アレルギー用ミルク、分量の水、塩を加えて、混ぜ合わせる。
❷ フライパンに菜種油をひいて中火で熱し、生地を流し入れる。表面が乾いた感じになったら裏返して中まで火を通す。
❸ ケチャップとソースを混ぜ合わせて塗り、青のりをふりかける。

4. お魚バーグ

材料（2人分）

- 赤ピーマン……10g
- 玉ねぎ……40g
- ブロッコリー……20g
- A
  - 鯛（すり身）……70g
  - タピオカ粉……2g
  - アレルギー用ミルク……3g
  - しょうが（すりおろす）…少々
  - 塩……少々
- 菜種油……適量
- だし汁……40ml
- あわしょうゆ……4ml
- てんさい糖……少々
- タピオカ粉……2g
- 水……2ml

作り方

❶ ブロッコリーは小房に分けてゆでる。お魚バーグの種を作る。赤ピーマンと玉ねぎはみじん切りにし、フッ素樹脂加工のフライパンでから煎りする。

❷ ボウルにAと①の赤ピーマンと玉ねぎを入れて、よく混ぜ合わせ、食べやすい大きさに丸める。

❸ 天パンに菜種油をひき、②を並べ180℃で予熱したオーブンで25分程度焼く。

❹ 銀あんを作る。だし汁、あわしょうゆ、てんさい糖を合わせて火にかけ、分量の水で溶いたタピオカ粉でとろみをつける。

❺ 焼き上がった③に④をかけ、つけ合わせにゆでたブロッコリーを添える。

5. カリフラワーの冷製ポタージュ

材料（2人分）

カリフラワー	50g
玉ねぎ	20g
菜種マーガリン	3g
アレルギー用ミルク	5g
ぬるま湯	30ml
昆布だし	100ml
パセリ	少々
塩	少々

作り方

❶ カリフラワーは小房に分けてゆでる。玉ねぎは薄切りにし、フライパンに半量の菜種マーガリンを溶かし、透明になるまで炒める。
❷ ①と昆布だしの半量をミキサーにかける。
❸ パセリはみじん切りにし、水にさらした後、水けをきる。
❹ 鍋に②と残りの昆布だし、残りの菜種マーガリンを入れて中火にかけ、沸騰直前に分量のぬるま湯で溶いたアレルギー用ミルクを加え、塩で調味し、冷やす。
❺ 器に注ぎ、パセリを散らす。

6. ライスパスタのナポリタン (アレルギー用ミルク不使用)

材料(2人分)

ライスパスタ※	60g
にんじん	20g
玉ねぎ	30g
ピーマン	20g
ツナ(缶詰)	20g
菜種油	4ml
トマトピューレ	30g
アレルギー用ケチャップ	10g
塩	少々

作り方

❶ ライスパスタは表示通りゆでて、流水で洗って、ざるにとり水けをきる。
❷ にんじんはせん切り、玉ねぎとピーマンは薄切りにし、ピーマンは軽くゆでる。ツナは缶汁をきり、軽くほぐす。
❸ フライパンに菜種油を中火で熱し、にんじん、玉ねぎをしんなりするまで炒め、ツナとトマトピューレを加え中火で加熱する。ピーマンとライスパスタを加えて炒め合わせ、アレルギー用ケチャップと塩で味をととのえる。

※米アレルギーの場合は、キビ麺に替えて。

7. ミートボールカレー

材料（1人分）

- ご飯……100g
- A
  - 合いびき肉……25g
  - 玉ねぎ（みじん切り）……13g
  - 塩……0.1g
  - 片栗粉……1g
- にんにく……1g
- 玉ねぎ……25g
- マッシュルーム……5g
- じゃがいも……40g
- にんじん……13g
- りんご……8g
- ノンオイルレーズン……4g
- だし汁……100ml
- 菜種マーガリン……5g
- カレー粉……1g
- トマトピューレ……8g
- 塩……0.5g
- ひえしょうゆ……3ml
- アレルギー用ミルク……1g
- ぬるま湯……適量
- ひえ粉……1g
- 水……適量

作り方

❶ ミートボールを作る。Aを粘りが出るまでよく混ぜ、一口大のだんご状に丸める。
❷ にんにくはみじん切りにし、玉ねぎとマッシュルームは薄切り、じゃがいもの半量とにんじんはさいの目に切る。
❸ 残りのじゃがいもはゆでて、だし汁のうち適量を加えミキサーにかける。
❹ りんごは薄切りにして、薄い塩水（分量外）にくぐらせ、ノンオイルレーズンはさっと湯通しする。
❺ 残りのだし汁で①を煮て、あくが出れば取り除く。
❻ 鍋に菜種マーガリンを入れ、中火で熱し、②、カレー粉を入れて炒め合わせ、だし汁ごと⑤を入れる。
❼ ⑥に③④、トマトピューレを加え、中火で煮込む。塩とひえしょうゆを加え、さらに弱火で煮込む。
❽ ⑦に適量のぬるま湯で溶いたアレルギー用ミルクを加える。適量の水で溶いたひえ粉を加え、とろみをつける。
❾ 温かいご飯を器に盛り、⑧をかける。

おやつ　1. さつまいもプリン

材料

さつまいも……80g
アレルギー用ミルク……6g
ぬるま湯……40ml
アガー（製菓用寒天）……6g
ビート糖……20g
水……140ml

〈カラメルソース〉
ビート糖……12g
水……8ml
ぬるま湯……8ml

作り方

❶ さつまいもは皮をむき、適当な大きさに切ってやわらかくゆでる。水けをきった後、分量のぬるま湯で溶いたアレルギー用ミルクとともにミキサーにかける。
❷ 鍋にアガー、ビート糖、分量の水を入れて混ぜ合わせ、中火にかける。軽く沸騰したら①を加え、混ぜ合わせて火を止める。
❸ カラメルソースを作る。小鍋に分量の水とビート糖を入れて火にかけ、濃いカラメル色になったら分量のぬるま湯を加える。
❹ プリンカップにカラメルソースを入れ、粗熱をとった②を流し入れ、冷蔵庫で30分以上冷やし固める。

おやつ　2. パンプキンクッキー

材料（約40枚）

かぼちゃ	80g	菜種マーガリン	60g
あわ粉	80g	アレルギー用ミルク	8g
ビート糖	25g	ぬるま湯	40ml

作り方

❶ かぼちゃは皮をむいて適当な大きさに切り、蒸して裏ごしし、分量のぬるま湯で溶いたアレルギー用ミルクを加える。
❷ ボウルに室温にもどした菜種マーガリンを入れ、ビート糖を加えてクリーム状になるまでよく混ぜる。ふるったあわ粉を加えて混ぜ、①を加えてざっくりと混ぜ合わせる。
❸ ②を絞り出し袋に入れ、クッキングシートを敷いた天パンに絞り出す。180℃に予熱したオーブンで15分程度焼く。

おやつ 3. ピーチシャーベット

材料（4人分）

白桃（缶詰）……………… 125g
ココナッツミルク ……………… 75g
ビート糖 ……………… 10g
アレルギー用ミルク ……………… 7.5g
ぬるま湯 ……………… 25ml

作り方

❶ ココナッツミルクとビート糖を鍋に入れて煮溶かし、ぬるま湯で溶いたアレルギー用ミルクを入れて冷ます。
❷ 白桃はシロップをきって①とともにミキサーにかけ、バットに流し入れて、冷凍庫で凍らせる。
❸ 凍りはじめたところで取り出し、スプーンでかきまぜ、再び冷凍庫に入れる。これを3～4回繰り返して冷やし固める。

レシピ作成
国立病院機構福岡病院栄養士
花田道代　松谷智子　藤田麻奈美　池本美智子　宮崎淑子
上野佳代子　井上聡美　香西康江　光安尚子

おわりに

育児や家事に追われているお母さんが、同時にお子さんのアレルギーにも対応しなければいけないのは本当に大変なことだと思います。毎日、安心して食べられる食事を作ってあげることが求められます。日常生活で注意する食品を知ること、アレルゲン除去食で補わなくてはならない栄養素の工夫や、利用できる市販食品があることを知って、食生活を豊かに過ごしてほしいと思います。

食物アレルギーは今、世界的に最も増えているアレルギー疾患で、多くのお子さん、ご家族が同じ悩みを抱えておられます。しかし以前に比べ、食物アレルギー診療を行う小児科医は増加しており、食物アレルギーへの社会的な理解も深くなっています。保育園や幼稚園・学校での食物アレルギー対応も前向きな協力が得られるようになっています。お子さんやお母さんがアレルギーで困ったときは、お医者さんや栄養士さんにいつでも相談してください。でも、お子さんの食物アレルギーを理解しているお母さんは、誰よりも食物アレルギーに詳しい存在です。どうか自信を持って子育てをしてください。

参考文献

1. 多田富雄　免疫の意味論　青土社　1993
2. 宇理須厚雄、近藤直実　監修.　食物アレルギー診療ガイドライン2012 協和企画　2011
3. 厚生労働科学研究班による食物アレルギーの栄養指導の手引き2011（研究分担者今井孝成）2011
4. 消費者庁消費者政策調査費　加工食品のアレルゲン含有量早見表2014
5. 伊藤節子　食物アレルギー児のための食事と治療用レシピ　診断と治療社　2014
6. 海老澤元宏監修　食物アレルギーの栄養指導　医歯薬出版　2012
7. 馬場實編　改訂版　やさしい食物アレルギーの自己管理　　医薬ジャーナル　2011
8. 古賀泰裕　アレルギーのない子にするために1歳までにやっておきたいこと 毎日新聞出版　2015
9. 柴田瑠美子　伊藤和枝編著　ホップステップ食物アレルギー教室　南江堂　2009.
10. 柴田瑠美子　小児の食物アナフィラキシーの現状と対応の重要性　日本小児アレルギー学会誌，2009；23：212-217.
11. 柴田瑠美子　食物アレルギー -その発症と寛解のメカニズム：腸内細菌と食物アレルギー　アレルギーの臨床　2014；34：31-35
12. 柴田瑠美子　小児アレルギー疾患におけるプロバイオティクスの応用と展望　医学のあゆみ　2009；228：217－221
13. 柴田瑠美子　食物アレルギー診療ガイドライン2012：食物経口負荷試験　日本小児アレルギー学会誌　2013；27：217-224
14. Lack G,et al.　Factors associated with the development of peanut allergy in childhood. N Engl J Med. 2003;348:977-85.
15. Lack G. Epidemiologic risks for food allergy. J Allergy Clin Immunol. 2008; 121: 1331-6.
16. Fox AT, et al. Household peanut consumption as a risk factor for the development of peanut allergy. J Allergy Clin Immunol. 2009; 123: 417-23.

柴田瑠美子（しばた・るみこ）
医学博士。日本アレルギー学会指導医
国立病院機構福岡病院小児科非常勤医師。中村学園大学栄養科学部客員教授。
昭和46年九州大学医学部卒。九州大学医学部講師、国立病院機構福岡病院小児科医長を経て現職。早くから食物アレルギーの専門医として研究、治療に積極的に取り組む。平成2年より同病院にて食物アレルギーの親と子のための「食物アレルギー教室」を開催。食物アレルギーの理解を深める講義や除去食の指導などで患者の家族の不安に寄り添い、多くの食物アレルギー児の寛解、耐性化をサポート。『食物アレルギー診療ガイドライン 2005、2012』、『食物アレルギーによるアナフィラキシー学校対応マニュアル』に作成委員として関わる。著書（共著）に『ホップ・ステップ！　食物アレルギー教室』（南江堂）など。

講談社の実用BOOK
国立病院《こくりつびょういん》機《き》構福岡病院《こうふくおかびょういん》の食物《しょくもつ》アレルギー教室《きょうしつ》
2015年10月29日　第1刷発行

著　者――――柴《しば》田《た》瑠《る》美《み》子《こ》

発行者――――鈴木 哲
発行所――――株式会社 講談社
〒112-8001　東京都文京区音羽2-12-21
電話　編集　03-5395-3529
販売　03-5395-3606
業務　03-5395-3615

装　丁――――村沢尚美（NAOMI DESIGN AGENCY）
イラスト――――伊藤ハムスター
本文デザイン――――杉田麻衣子（AMI）
本文組版――――朝日メディアインターナショナル株式会社
印刷所――――慶昌堂印刷株式会社
製本所――――株式会社国宝社

定価はカバーに表示してあります。ISBN978-4-06-299832-1